CONTRIBUTION A L'ÉTUDE

DU

LIQUIDE CÉPHALO-RACHIDIEN

DANS LA

PARALYSIE GÉNÉRALE

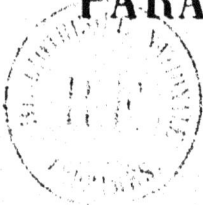

PAR

Siméon VOULCOFF

DOCTEUR EN MÉDECINE

MONTPELLIER

IMPRIMERIE Gustave FIRMIN, MONTANE et SICARDI

Rue Ferdinand-Fabre et Quai du Verdanson

—

1904

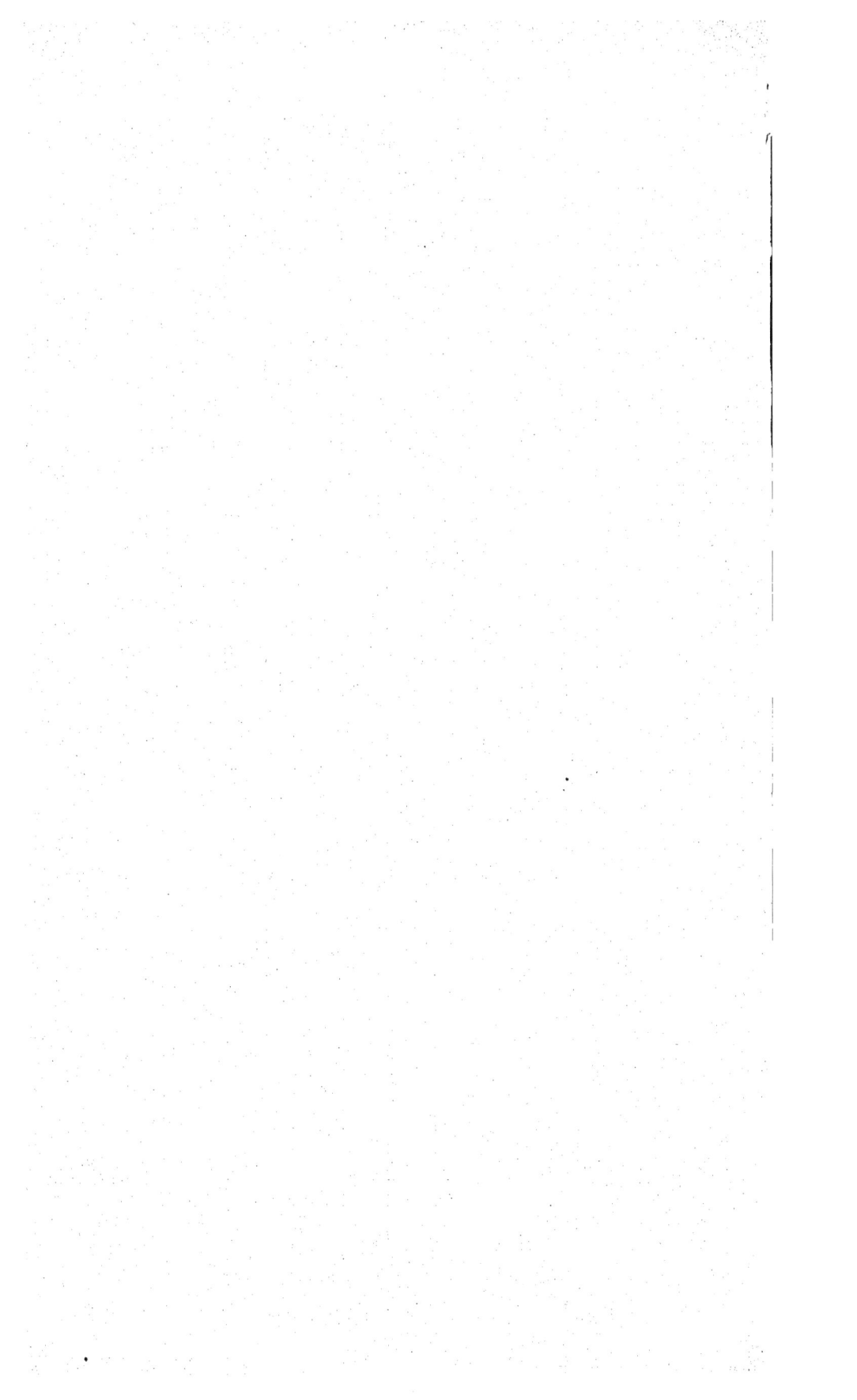

CONTRIBUTION A L'ÉTUDE

DU

LIQUIDE CÉPHALO-RACHIDIEN

DANS LA

PARALYSIE GÉNÉRALE

PAR

Siméon VOULCOFF

DOCTEUR EN MÉDECINE

MONTPELLIER

IMPRIMERIE Gustave FIRMIN, MONTANE et SICARDi

Rue Ferdinand-Fabre et Quai du Verdanson

—

1904

PERSONNEL DE LA FACULTÉ

MM. MAIRET (❋) . . . . DOYEN
FORGUE . . . . ASSESSEUR

Professeurs

Clinique médicale	MM. GRASSET (❋).
Clinique chirurgicale	TEDENAT.
Clinique obstétric. et gynécol	GRYNFELTT.
— — ch. du cours, M. VALLOIS.	
Thérapeutique et matière médicale. . . .	HAMELIN (❋).
Clinique médicale	CARRIEU.
Clinique des maladies mentales et nerv.	MAIRET (❋).
Physique médicale.	IMBERT
Botanique et hist. nat. méd.	GRANEL.
Clinique chirurgicale.	FORGUE.
Clinique ophtalmologique.	TRUC.
Chimie médicale et Pharmacie	VILLE.
Physiologie.	HEDON.
Histologie	VIALLETON.
Pathologie interne.	DUCAMP.
Anatomie.	GILIS.
Opérations et appareils	ESTOR.
Microbiologie	RODET.
Médecine légale et toxicologie	SARDA.
Clinique des maladies des enfants	BAUMEL.
Anatomie pathologique	BOSC
Hygiène.	BERTIN-SANS.

Doyen honoraire : M. VIALLETON.
Professeurs honoraires :
MM. JAUMES, PAULET (O. ❋), E. BERTIN-SANS (❋)
M. H. GOT, *Secrétaire honoraire*

Chargés de Cours complémentaires

Accouchements.	MM. PUECH, agrégé.
Clinique ann. des mal. syphil. et cutanées	BROUSSE, agrégé.
Clinique annexe des mal. des vieillards. .	VIRES, agrégé.
Pathologie externe	JEANBRAU, agrégé.
Pathologie générale	RAYMOND, agrégé.

Agrégés en exercice

MM. LECERCLE.	MM. PUECH	MM. VIRES
BROUSSE	VALLOIS	IMBERT
RAUZIER	MOURET	VEDEL
MOITESSIER	GALAVIELLE	JEANBRAU
DE ROUVILLE	RAYMOND	POUJOL

M. IZARD, *secrétaire.*

Examinateurs de la Thèse

MM. DUCAMP, *président.*	MM. RAYMOND, *agrégé.*
SARDA, *professeur.*	GALAVIELLE, *agrégé.*

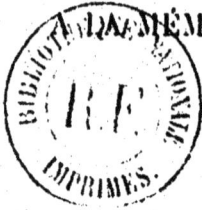

A LA MÉMOIRE DE MON FRÈRE REGRETTÉ

A MON PÈRE ET A MA MÈRE

Faible témoignage de reconnaisssance
et de profonde affection.

A MES SŒURS ET A MES BEAUX-FRÈRES

S. VOULCOFF.

A MES MAITRES

A TOUS CEUX QUI M'ONT TÉMOIGNÉ
LEUR AMITIÉ

S. VOULCOFF.

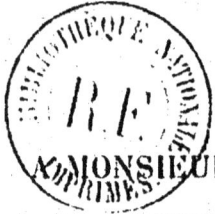

À MONSIEUR LE PROFESSEUR MAIRET

DOYEN DE LA FACULTÉ DE MÉDECINE
CHEVALIER DE LA LÉGION D'HONNEUR
CORRESPONDANT DE L'ACADÉMIE DE MÉDECINE

S. VOULCOFF.

A MON PRÉSIDENT DE THÈSE

MONSIEUR LE PROFESSEUR DUCAMP

S. VOULCOFF.

AVANT-PROPOS

En terminant ce travail, qui marque la fin de nos études à la Faculté de médecine, il nous est impossible de ne pas ressentir une certaine tristesse. C'est une période de la vie qui se termine, probablement la meilleure ; et une autre commence pour nous, pleine d'incertitudes et de difficultés. Mais une chose nous donnera du courage, c'est le souvenir que nous emporterons de loyales amitiés et de précieux enseignements. Nos amis et nos maîtres, nous ne les oublierons pas ; nous ressentons de la reconnaissance pour les premiers et, pour les seconds, du respect.

Cependant nous devons spécialement remercier M. le professeur Ducamp, qui nous fait l'honneur d'accepter la présidence de notre thèse.

M. le docteur Ardin-Delteil, ancien chef de clinique à la Faculté, aujourd'hui professeur-agrégé à la dite Faculté, a droit à toute notre gratitude. C'est lui qui nous a inspiré l'idée de ce travail, qui nous a guidé pour les difficultés avec une bienveillance qui n'a d'égale que sa compétence particulière sur le sujet choisi. Son souvenir nous sera précieux.

Il nous reste enfin à remercier M. le docteur Monfrin, qui

a bien voulu nous aider dans la rédaction de nos observations.

C'est avec un vif regret que nous quitterons Montpellier et la France. Qu'il nous soit permis de dire, sans blesser la modestie de personne, que toujours nous avons trouvé les habitants de cette ville bienveillants et hospitaliers, et on ne peut souhaiter rien de meilleur quand, pour la première fois, on quitte son pays pour arriver dans un pays étranger. Et maintenant, nous osons dire que, pour nous, la France n'est plus un pays étranger; nous aimons sa littérature et sa science, ses idées de liberté et de justice, et nous nous estimons heureux de la regarder comme une seconde patrie, qui nous fera mieux comprendre et aimer la nôtre.

CONTRIBUTION A L'ÉTUDE

DU

LIQUIDE CÉPHALO-RACHIDIEN

DANS LA

PARALYSIE GÉNÉRALE

I

INTRODUCTION

L'étude du liquide céphalo-rachidien, entreprise en 1890 par
le médecin de Kiel, Quincke, s'est généralisée aujourd'hui pro-
digieusement. A cette époque, on avait recours à ce procédé
comme moyen exclusivement thérapeutique, car on croyait que
tout trouble nerveux était dû à un excès de tension du liquide céphalo-rachidien et par conséquent on ne faisait qu'en soustraire
une quantité. Depuis, cependant, les recherches des cliniciens et
des neurologistes, en particulier, se sont étendues sur le domaine de cette étude, et aujourd'hui elle est devenue un moyen
d'investigation courante dans tous les services de médecine.

La sagacité des savants ne s'est pas contentée du geste
du savant médecin de Kiel, mais elle a voulu aller plus
loin dans ses recherches et, à l'heure actuelle, la ponction
lombaire s'impose à l'attention de tout clinicien. Le liquide

céphalo-rachidien, autrefois apanage exclusif de la physiologie, appartient aujourd'hui à la clinique. Les analyses se sont multipliées, tous les éléments constitutifs de ce liquide, normaux ou anormaux, sont recherchés, tous ses rapports avec les différentes maladies, infectieuses ou non infectieuses, sont connus ou à peu près, et la certitude est acquise pour quelques-unes, sans qu'on ait cependant pu dire le dernier mot.

Depuis la découverte de Quincke, qui, le premier, montra la facilité avec laquelle on pouvait puiser le liquide céphalo-rachidien sur le vivant, une très riche littérature a été consacrée à la ponction lombaire et à ses applications. Le grand nombre de recherches a permis de fixer la nature et l'étiologie de certaines affections des méninges. Ces dernières peuvent être désormais facilement interrogées et nous révéler leurs participations au cours de divers processus chroniques, par la présence dans le liquide céphalo-rachidien d'un certain nombre d'éléments étrangers et nous faciliter à résoudre, par conséquent, au point de vue du diagnostic et de la pathogénie, certains problèmes posés par la clinique.

Le cytodiagnostic du liquide céphalo-rachidien possède un intérêt spécial pour les aliénistes en raison de l'élément qu'il semble devoir fournir au diagnostic de la paralysie générale, parfois si difficile à affirmer. Il peut donner, dès le début, des renseignements utiles en clinique mentale, puisque la lymphocytose ne se rencontre pas dans des affections comme la démence sénile, la démence précoce, la mélancolie avec délire, la manie, les diverses vésanies, la neurasthénie, chez les alcooliques sans lésion méningée, etc., comme l'ont démontré les travaux de MM. Joffroy et Mercier, Widal, Sicard, Nageotte, Monod, Babinski, etc., etc. En un mot, elle peut déceler une affection organique dans des cas où on pourrait se croire en présence de simples troubles fonctionnels.

Donc, nous ne pouvons pas ignorer l'importance capitale de

ces recherches et le rôle qu'elles peuvent jouer pour le diagnostic, le pronostic et même au point de vue médico-légal. Or, la diversité et la richesse que peut présenter l'étude du liquide céphalo-rachidien ont encadré, pour ainsi dire, notre tâche et nous avons dirigé nos recherches spécialement sur la paralysie générale et ses rapports avec le liquide céphalo-rachidien. Car il est incontestable aujourd'hui qu'il représente certaines modifications au cours de cette dernière affection qui peuvent mettre sur la voie du diagnostic. Ainsi, par exemple, quand on chauffe à l'ébullition dans un tube quelques centimètres cubes de liquide céphalo-rachidien normal, on observe une légère opalescence qui n'apparaît plus après précipitation de la globuline par une solution saturée de sulfate de magnésie. Au contraire, chez les paralytiques généraux, après précipitation de la globuline, on observe encore un précipité trouble.

Un autre élément, plus important encore, que l'on rencontre dans le liquide céphalo-rachidien au cours de la paralysie générale, est la présence d'éléments étrangers et principalement de *lymphocytes*, et c'est précisément à cette démonstration qu'est dû notre modeste travail inaugural et les observations ci-après, qui contribuent à démontrer la relation qui existe entre la paralysie générale et la lymphocytose.

La cytologie du liquide céphalo-rachidien semble avoir démontré, en effet, que toute phlegmasie méningée, quelle que soit sa nature, donne lieu au passage dans ce liquide de quelques éléments figurés du sang. Que signifie donc la lymphocytose dans la paralysie générale ? Dans cette dernière affection la lésion des vaisseaux pie-mériens existe, car on voit à la première période de la maladie des vaisseaux et particulièrement ceux qui cheminent au fond des sillons, s'entourer d'une épaisse couronne de cellules embryonnaires qui résulte de la multiplication du noyau des cellules endothéliales. A la faveur de cette modification du revêtement endothélial, les lymphocytes émigrent et tombent dans les espaces sous-arachnoïdiens. Voilà donc une des sources de la lymphocytose. Elle succède à la prolifération endothéliale, que détermine l'agent infectieux de la paralysie générale.

Anglade et Chocreaux nous donnent d'autres démonstrations plus frappantes encore. D'après eux, des coupes faites au niveau des parois ventriculaires de cerveaux de sujets ayant succombé à la paralysie générale, démontrent qu'il y a là pour les lymphocytes de bonnes occasions d'émigrer. Dans la paralysie générale, l'épithélium vasculaire est soulevé, invaginé et rompu. Sous le revêtement épithélial, à travers les mailles du riche réseau névroglique qui le soutient et qui a proliféré d'une façon extraordinaire, se sont répandus des éléments issus des vaisseaux et qui se dirigent vers la cavité ventriculaire. Aussi, le liquide céphalo-rachidien reçoit des lymphocytes issus des vaisseaux qui cheminent au fond des espaces sous-pie-mériens. Le liquide intraventriculaire recueille ceux provenant des vaisseaux qui rampent sous le revêtement épithélial.

La réaction de l'albumine pathologique dont nous avons parlé tout à l'heure existe en parallèle avec la lymphocytose. Elle n'est pas due aux lymphocytes, car elle existe encore dans le liquide céphalo-rachidien après centrifugation. Sans nul doute, le trouble anatomique qui permet le passage des lymphocytes dans le liquide céphalo-rachidien, permet aussi le passage des albumines du sang ou de la lymphe.

Il semble donc qu'il soit un point dès à présent hors de doute, c'est que lorsque l'on constate une lymphocytose nette du liquide céphalo-rachidien, on peut être assuré que l'on est en présence d'une lésion matérielle des centres nerveux et que cette lésion s'accompagne d'altérations méningées. Il semble aussi que la lymphocytose permanente lorsqu'elle n'est pas en

rapport avec la tuberculose méningée décèle habituellement
la spécificité diffuse qui atteint avec une certaine prédilection
le système nerveux à toutes ses périodes.

L'étude moderne des leucocytoses ne repose pas seulement
sur la recherche du nombre des leucocytes contenus dans le
sang, mais sur l'analyse précise des caractères de ces leucocytes et sur l'appréciation du nombre relatif de chacune des
variétés leucocytaires : elle ne nécessite pas seulement l'analyse *quantitative*, mais aussi l'analyse *qualitative*.

Il est acquis aujourd'hui que la plupart des maladies infectieuses s'accompagnent d'une augmentation des globules blancs
du sang, d'une *hyperleucocytose* ; d'autres, au contraire, s'accompagnent d'une *mononucléose* comme cela se voit dans la
première période de la spécificité, tandis que dans la suite il y
aurait tantôt *mono*, tantôt *polynucléose*.

D'une façon générale, les maladies chroniques comme la
tuberculose, la spécificité, etc., ne possèdent pas de courbe leucocytaire à évolution régulière. Elle varie, en effet, avec les
étapes de la maladie qui échappent elles-mêmes à toute règle ;
l'état du sang n'est pas le même pendant la période d'accalmie
et de recrudescence. Il arrive même, comme l'ont démontré
MM. Achard et Grenet, que la lymphocytose peut manquer,
comme c'est le cas dans la paralysie générale à la période
d'état. Elle n'apparaît, en effet, que tardivement.

Ces faits d'exception ont leur importance et méritent d'être
connus des cliniciens. Ils montrent qu'il est nécessaire, en cas
de doute, de répéter la ponction lombaire à de certains inter-
valles de temps, et qu'on ne saurait se fier exclusivement à
l'absence de lymphocytose arachnoïdienne pour rejeter, sans
information plus ample, le diagnostic de paralysie générale.

La lymphocytose du liquide céphalo-rachidien n'est pas un
élément spécifique de la paralysie générale. Il témoigne le
processus *irritatif* qui se passe au niveau des méninges, tan-

dis que la polynucléose traduit l'état inflammatoire aigu. Ces quelques considérations suffisent à donner une grande valeur au cytodiagnostic du liquide céphalo-rachidien.

Après cet aperçu succinct sur la valeur séméiologique de la ponction lombaire et du cytodiagnostic du liquide céphalo-rachidien dans la paralysie générale qui constitue notre premier chapitre, nous étudions les chapitres suivants :

II. — Anatomie et histologie des méninges et de la cavité sous-arachnoïdienne.

III. — Le liquide céphalo-rachidien normal.

IV. — Propriétés physiques et chimiques du liquide céphalo-rachidien des paralytiques généraux.

V. — Anatomie pathologique de la paralysie générale.

VI. — Cytoscopie du liquide céphalo-rachidien des paralytiques généraux.

VII. — Conclusions.

II

ANATOMIE ET HISTOLOGIE DES MÉNINGES ET DE LA CAVITÉ SOUS-ARACHNOIDIENNE

L'axe encéphalo-médullaire possède des enveloppes membraneuses qui se disposent concentriquement et que l'on désigne sous le nom général de *méninges*. Ces enveloppes du névraxe sont au nombre de trois et se superposent dans l'ordre suivant : en dehors, la méninge dure (dure-mère) et en dedans, les méninges molles (l'arachnoïde et la pie-mère). La dure-mère forme une sorte de calotte qui, du côté externe, tapisse le crâne et lui sert de périoste, tandis que, du côté interne, elle enveloppe la masse encéphalique sans, toutefois, atteindre le fond des sillons, mais passant par-dessus comme un pont.

La dure-mère rachidienne se présente sous la forme d'un cylindre creux contenu dans le canal vertébral, dont elle est séparée par l'espace épidural, comblé par une graisse demi-fluide. Elle renferme dans son centre la moelle épinière et le bulbe. Sa capacité est assez considérable pour que la moelle puisse flotter librement dans ce cylindre. La dure-mère rachidienne est séparée de la moelle par un espace occupé par le liquide céphalo-rachidien. C'est une membrane purement fibreuse.

Des deux dernières, l'arachnoïde seule est considérée

comme séreuse et, par suite, constituée de deux feuillets : l'externe accolé à la dure-mère et l'interne qui est libre, limitant à l'état normal une cavité virtuelle. Le feuillet viscéral (interne) de l'arachnoïde est constitué par trois couches : une moyenne, de nature conjonctive et deux autres, de nature endothéliale, qui tapissent la première des deux côtés. Entre le feuillet interne de l'arachnoïde et la pie-mère, se trouve la cavité sous-arachnoïdienne, comblée par une nappe liquide que l'on désigne sous le nom de *liquide céphalo-rachidien*. Dans le rachis, cette cavité est libre, vaste, et s'étend un peu plus bas que la moelle, c'est-à-dire jusqu'à la hauteur de la deuxième vertèbre sacrée, tandis que la moelle s'arrête au niveau de la deuxième lombaire. Cette cavité est divisée en deux moitiés par les ligaments dentelés, dont l'une est antérieure et l'autre postérieure ; chacune d'elle est cloisonnée par des brides conjonctives, limitant des espaces — espaces sous-arachnoïdiens — beaucoup plus denses au niveau de l'encéphale qu'au niveau de la moelle et revêtus d'une couche endothéliale dépendante de l'arachnoïde.

La pie-mère est une membrane cellulo-vasculaire, formée par des fibres conjonctives, circonscrivant entre elles un système de lames, revêtues sur leurs deux faces d'un fin réseau de fibres élastiques et d'une couche plus ou moins continue de cellules endothéliales. Elle sert de support aux vaisseaux, qui, après s'être divisés en des ramifications très ténues, presque capillaires, pénètrent dans la substance nerveuse.

La pie-mère s'étale immédiatement sur la surface extérieure du névraxe et lui adhère d'une façon intime. Elle tapisse la face libre des circonvolutions et descend sur leurs faces latérales jusqu'au fond du sillon pour s'y réfléchir et remonter sur la circonvolution voisine. Il en résulte que les espaces sous-arachnoïdiens descendent, eux aussi, jusqu'au fond des sillons. De plus, le névraxe, dans son ensemble, présente une cavité centrale — le canal épendymaire — qui s'élargit vers le bulbe pour former le quatrième ventricule et, plus haut encore, le troisième et les ventricules latéraux, remplis également de liquide céphalo-rachidien. Du côté du système nerveux périphérique, les espaces sous-arachnoïdiens se prolongent le long des cordons nerveux jusqu'à leur terminaison au sein des organes.

L'espace sous-arachnoïdien communique avec les ventricules du cerveau par l'intermédiaire de la fente de Bichat, par le trou de Magendie et par les trous de Luschka, aux angles latéraux du même ventricule. Nous sommes donc amené à admettre que tous les éléments du système nerveux baignent en plein liquide céphalo-rachidien. Quant à la pie-mère elle-même, elle se nourrit par le liquide céphalo-rachidien et par le plasma qui exsude des vaisseaux qu'elle contient. Elle ne possède pas de capillaires propres ; c'est donc une membrane invasculaire.

La circulation des méninges et surtout celle de la lymphe a été l'objet de beaucoup de discussions. Nous avons vu que la pie-mère, — cette membrane nourricière du névraxe — comme on la désigne encore, sert de support aux vaisseaux qui se dirigent vers le cerveau en petites branches perforantes et terminales. Les troncs artériels et veineux arrivés dans la couche externe de la pie-mère sont complètement entourés par une gaine lymphatique dont la lumière cloisonnée est tapissée d'un endothélium.

Y a-t-il des vaisseaux lymphatiques ? On admet aujourd'hui que le cerveau en est entièrement dépourvu et que la lymphe circule dans les gaines mêmes qui entourent ces vaisseaux. Ce sont des sortes de tubes membraneux, eux-mêmes cloisonnés et comblés d'un liquide clair — la lymphe. Dans le chapitre suivant nous verrons si c'est vraiment de la lymphe qui

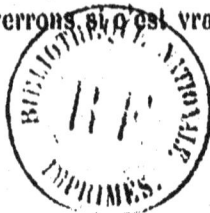

2

circule dans ces gaines et quelle idée on se fait aujourd'hui de .
la circulation du liquide céphalo-rachidien.

Du côté des capillaires, ces tubes se terminent en culs-de-
sac aplatis et filiformes dont l'espace devient virtuel. Telle est
la terminaison de ces gaines membraneuses dans la substance
cérébrale. Du côté périphérique, elles s'étendent jusqu'à la
surface extérieure du névraxe, et là s'ouvrent dans les espaces
sous-arachnoïdiens et qui servent par conséquent de rendez-
vous commun à la circulation lymphatique... D'après ce qui
précède, la circulation de la lymphe doit se confondre avec
celle du liquide céphalo-rachidien et, par suite, — point capital
— ce dernier, à l'état normal, doit être rempli d'un grand
nombre d'éléments cellulaires, de lymphocytes... En est-il vraiment ainsi? La physiologie du même liquide nous enseigne le
contraire. Force est donc d'admettre que les deux circulations
sont indépendantes comme le croit M. Sicard, qui prétend qu'à
part la gaine lymphatique autour des vaisseaux, il en existe
une autre qui entoure la première, destinée à la circulation du
liquide céphalo-rachidien. Selon lui, la lymphe circule dans la
gaine interne des vaisseaux qui perforent l'arachnoïde et la
dure-mère et va se déverser dans les lacs lymphatiques de cette
dernière ; puis, de là, dans le système lymphatique ; quant au
liquide céphalo-rachidien, en circulant dans la seconde gaine,
il se déverse dans la grande cavité sous-arachnoïdienne.
Hâtons-nous de dire que c'est une théorie qui n'est plus admise
aujourd'hui.

En ce qui concerne l'origine vraie du liquide céphalo-rachidien, nous verrons cela ultérieurement ; quant à sa circulation,
elle n'a rien de commun avec celle de la lymphe. Pour M. Sicard,
le seul voisinage des deux gaines explique la présence assez
fréquente de quelques éléments cellulaires dans le liquide
céphalo-rachidien par suite d'une cause occasionnelle quel-

conque comme, par exemple, la ponction lombaire, que nous n'envisageons pas ici.

Dès qu'une réaction méningée survient, les minces barrières conjonctives des deux gaines membraneuses sont disjointes et l'exode des éléments lymphatiques a lieu dans le liquide céphalo-rachidien. Au contraire, quand la guérison survient, les éléments étrangers sont entraînés dans les espaces sous-arachnoïdiens et le liquide céphalo-rachidien reprend sa limpidité première. — Telle est l'opinion de M. Sicard.

III

DU LIQUIDE CÉPHALO-RACHIDIEN NORMAL

Le liquide céphalo-rachidien est un liquide transparent, très fluide et très mobile, d'une densité de 1008 à 1015. Sa quantité chez l'homme est très variable et comprise entre 60 et 150 gr. Or, par suite du retrait de la substance cérébrale chez les vieillards, elle augmente. Sa réaction est alcaline et sa saveur salée. Sa pression est en rapport avec la pression artérielle et varie suivant la position de l'individu, car chez un sujet assis elle est de 410 mm., tandis que chez les individus couchés elle atteint 128 mm. d'après Kronig. Normalement, il possède à l'intérieur du crâne une pression supérieure à celle de l'atmosphère et mesure 787 mm.; aussi s'écoule-t-il après la ponction lombaire par jet continu.

La composition du liquide céphalo-rachidien, d'après les dernières analyses de Ch. Robin, Marchand, Méhu et Ch. Smidt, est la suivante :

Tableau

DÉSIGNATION	I	II	III	IV
Eau	987,00	986,54	982,02	984,60
Albumine.	1,10	1,10	1,38	
Graisses	0,09	0,05		
Cholestérine	0,21			
Extr. alcoolique et aqueux (moins les sels)	2,75	2,23	3,40	6,49
Lactate de soude.				
Chlorures potassiques et sodiques	6,14	7,87		
Phosphates terreux.	0,10	0,10	9,20	8,92
Sulfate de K. et Na.	0,20	0,11		
Sel ammoniac	»	»		

Le N° IV est l'analyse d'un liquide d'hydrocéphalie

Il ne contient ni de la sérum-albumine, ni de la substance fibrinogène, car il ne coagule pas à 56° et ne donne de la fibrine ni après addition de sérum sanguin, ni après ébullition. Certains auteurs admettent que c'est l'endothélium des espaces lymphatiques qui retient la sérum-albumine et la substance fibrinogène et laisse passer la sérum-globuline et les sels.

En somme, ce qui caractérise la composition normale du liquide céphalo-rachidien, c'est sa forte proportion d'eau et de chlorure de sodium et l'absence de sérum-albumine. A l'état pathologique, comme nous le verrons du reste ultérieurement, au contraire, tous les auteurs ont signalé l'augmentation de l'albumine dépassant 1 gr. pour 1000 et pouvant même s'élever à 3 gr. Parmi les différentes variétés d'albumine, c'est la sérum-albumine ou la sérine qui prédomine. On peut donc dire que tout liquide céphalo-rachidien, même limpide, qui laisse déposer en son sein un coagulum de fibrine, doit être considéré comme un liquide pathologique.

Le liquide céphalo-rachidien de l'homme, à l'état normal, n'est pas toxique, mais il ne l'est pas non plus dans le cas où nous le considérons, ce qui va à l'encontre des recherches de Bellisari, comme nous le verrons. Dans un cas de méningite tuberculeuse chez l'homme, dans trois cas de la même maladie produite expérimentalement chez le chien, Widal et Sicard l'ont trouvé toxique. Ne faut-il pas cependant se demander si l'électivité spéciale de certains poisons pour des cellules de tel ou tel animal ne joue pas un certain rôle ?

Quelle est l'origine du liquide céphalo-rachidien? Il serait uniquement formé par la transsudation au niveau des artérioles et veinules de la pie-mère, d'autant plus que le système sanguin de cette région est le seul qui soit entouré d'un manchon lymphatique. En effet, c'est une loi générale : partout où il y a un élément nerveux et un vaisseau sanguin, il y a un espace séreux avec du liquide céphalo-rachidien ; tous ces espaces séreux communiquent entre eux partout et forment une sorte de système analogue au système lymphatique, tel qu'on le conçoit aujourd'hui, depuis les travaux de Ranvier. Les lymphatiques proprement dits communiquent, du reste, avec ce grand système céphalo-rachidien, comme nous l'avons dit et redirons tout à l'heure, *par transsudation*. Ce système constitue, pour ainsi dire, un grand système lymphatique qui imprègne partout le tissu nerveux.

Certains auteurs font jouer à l'endothélium des gaines lymphatiques le rôle le plus important dans ce phénomène de filtration. C'est à des activités cellulaires électives que l'on doit attribuer les différences assez marquées entre la lymphe et le liquide céphalo-rachidien.

D'après M. Cathelin, ce dernier vient du sang et retourne au sang par la circulation lymphatique. On sait aujourd'hui

qu'il est sécrété par les plexus choroïdes des ventricules céré-
braux. Par suite de la sécrétion intense, sa tension augmente
et, comme il n'y a pas de canaux spéciaux pour le recueillir,
il passe par les gaines périvasculaires des capillaires effé-
rents, dits à tort lymphatiques, dans l'espace sous-arachnoïdien, et de là, par les gaines des vaisseaux afférents, dans la
grande circulation.

À l'heure actuelle, on est plus édifié sur la question de la
circulation du liquide céphalo-rachidien. La double gaine de
M. Sicard autour des vaisseaux n'a plus sa raison d'être et on
sait qu'il n'y a qu'une gaine périvasculaire. Ces gaines, nous
l'avons déjà vu, sont cloisonnées, ont une disposition spon-
gieuse qui ralentit la circulation, et, en outre, elles communiquent avec la cavité sous-arachnoïdienne. Ces gaines cons-
tituent donc une sorte de réseau capillaire dépendant de la
dite cavité à circulation lente, où se feraient les changements de
composition entre les deux liquides et qui serait aux deux circulations — lymphatique et céphalo-rachidienne — comme le
réseau capillaire général est aux deux circulations artérielle et
veineuse.

En résumé, le liquide céphalo-rachidien sécrété par les
plexus choroïdes, ses vrais producteurs, s'accumule dans les
ventricules et l'espace sous-arachnoïdien, qui n'est qu'un
réservoir, dépendant de ces derniers. De là, par l'intermédiaire des gaines périvasculaires, dites faussement lymphatiques, — trait d'union entre les deux circulations — il se
déverse dans la grande circulation lymphatique et dans le
sang.

Le changement de composition des deux liquides, dont nous
venons de parler, dans les gaines périvasculaires explique
l'absence d'éléments figurés dans le liquide céphalo-rachidien
à l'état normal.

À ce dernier état le liquide céphalo-rachidien ne contient

que peu ou pas d'éléments cellulaires ; dans quelques cas seulement, et nous avons vu dans quelles conditions, les gaines lymphatiques laissent sourdre à travei; leurs parois quelques lymphatiques qui se répandent dans le liquide. Et encore leur nombre est-il restreint considérablement. Ce n'est donc que lorsqu'il y a inflammation des méninges que leur nombre augmente.

Quel est le rôle du liquide céphalo-rachidien ? Ce liquide joue un rôle mécanique : il protège la délicatesse de l'élément nerveux contre le choc cardiaque ou l'excès de tension vasculaire. Si la tension vasculaire augmente dans le cerveau, le liquide céphalo-rachidien transsude, comme nous l'avons déjà vu, plus abondant, et est refoulé dans le rachis. La quantité refluée vers ce dernier, qui sert d'après Richet, de voie d'échappement, est équivalente à la quantité de sang refluée vers le cerveau par la contraction cardiaque. L'œdème cérébral survient, quand ces voies naturelles de déplétion deviennent insuffisantes. Le liquide en question subit des variations correspondant à ce qu'on appelle les mouvements du cerveau. Ces mouvements se produisent, quand le cerveau est enfermé dans sa boîte à parois inextensibles ; en même temps, il obéit aux lois de la pesanteur et se déplace suivant les différentes positions de la tête.

Nous ne voulons pas nous laisser entraîner dans ce chapitre par d'autres détails sur le liquide céphalo-rachidien qui sont de moindre importance. Il nous suffit de savoir qu'à l'état normal il est limpide, clair et surtout dépourvu d'éléments étrangers, d'albumine et de sucre. Donc, leur présence doit toujours indiquer un état pathologique et tenir le clinicien en éveil. Voilà la conclusion que nous donne ce court aperçu sur le liquide céphalo-rachidien.

IV

PROPRIÉTÉS PHYSIQUES ET CHIMIQUES DU LIQUIDE
CÉPHALO-RACHIDIEN DES PARALYTIQUES GÉNÉRAUX

Nous avons étudié dans le chapitre précédent le liquide céphalo-rachidien normal. Voyons maintenant les modifications qu'il subit sous l'influence de la paralysie générale et principalement sa toxicité, tellement discutée. M. Ardin-Delteil, avec la collaboration de M. Monfrin, a eu l'occasion de pratiquer, dans le service de M. le professeur Mairet, la ponction lombaire chez trente-quatre paralytiques généraux et d'étudier entre autres quelle était la toxicité du liquide céphalo-rachidien soustrait.

Widal, Sicard, Lesné ont montré que le liquide céphalo-rachidien normal n'était toxique ni en injections sous-cutanées, ni en injections intra-veineuses, ni en injections intra-cérébrales.

A l'état pathologique, le liquide céphalo-rachidien s'est montré très irrégulièrement toxique. Souques et Castaigne l'ont trouvé toxique dans l'urémie ; il s'est montré également toxique, ou plutôt constamment virulent dans la méningite tuberculeuse et la tuberculose méningée (Sicard, Widal et Le Sourd, Besançon et Grifton, Nattau, Larrier et Grifton), et dans la rage (Deniger et Sabrazès).

Par contre, on ne l'a jamais vu ni toxique, ni virulent dans le tétanos confirmé (Sicard, Milian et Legros ; Netter ; Achard et Laubry).

Enfin, dans quelques états morbides, parmi lesquels figure la paralysie générale, des auteurs différents ont trouvé des résultats tout à fait contradictoires.

Dide et Jacquopée, par exemple, ont obtenu des accidents par injection intra-cérébrale de liquide d'épileptiques ; Sicard n'a jamais pu en provoquer.

En ce qui concerne la paralysie générale, Pellisari, cité par Sicard, aurait constaté une toxicité marquée que Sicard n'a jamais retrouvée, même après injection intra-cérébrale au cobaye du culot de centrifugation contenant des lymphocytes.

MM. Ardin-Delteil et Monfrin, dans leurs expériences, ont recherché quelle pouvait être l'action générale toxique du liquide des paralytiques, et ils se sont adressés aux injections intra-veineuses, réservant pour plus tard les injections intra-cérébrales, faites pour déceler avant tout une toxicité élective.

La plus grande asepsie a présidé à toutes leurs manœuvres, pour éliminer les causes d'erreur provenant d'infections secondaires. Le liquide céphalo-rachidien était recueilli aseptiquement dans les tubes aseptiques ; une partie était prélevée pour la centrifugation et d'autres recherches ; l'autre partie, non centrifugée, était injectée, séance tenante, au moyen d'une seringue de Roux stérilisée par ébullition, dans la veine marginale de l'oreille du lapin à la vitesse de 10 c.c. par minute. Ils ont injecté d'abord des doses très faibles pour arriver progressivement à des doses de plus en plus fortes. Voici les résultats obtenus :

Expérience I. — Lapin 2119 gr. ; reçoit 10 cent. cubes (p. g. p. au début), soit 4,07 c. c. par kilogr. Aucun trouble.

Expérience II. — Lapin 2.400 gr. ; reçoit 15 cent. cubes

(p. g. p. d'origine alcoolique, en rémission) soit 6,22 c.c. par kgr. Pas d'action.

Expérience III. — Lapin 2150 gr. ; reçoit 15 c.c. (p. g. p. période d'état), soit 6,96 c.c. par kgr. Aucun effet.

Expérience IV. — Lapin 1995 gr.; reçoit 17 cc. (p. g. p. période d'état) soit 8,52 cc. par kgr. Rien.

Expérience V. — Lapin 2.200 gr.; reçoit 18 cc. (p. g. p. troisième période, agitations, attaques apoplectiformes en série), soit 8,18 cc. par kgr. Absolument aucun phénomène anormal.

Expérience VI. — Lapin 2.770 gr.; reçoit 20 cc. (p. g. p. cérébro-alcoolique, troisième période ; congestions céphaliques, vertiges, vomissements, troubles paralytiques très accentués), soit 7,22 cc. par kgr. sans amener aucun trouble, même passager.

Expérience VII. — Lapin 2.340 gr.; reçoit 30 cc. (p. g. p. alcoolique, troisième période), soit 18,82 par kgr. Aucun effet immédiat ou éloigné ; légère exophtalmie passagère.

Expérience VIII. — Lapin 2.420 gr.; reçoit 40 cc. provenant de la réunion, à parties égales, des liquides provenant *de deux ;* accélérations momentanées du cœur et de la respiration.

Expérience IX. — Lapin 2.280 gr.; reçoit 40 cc. provenant de deux paralytiques généraux avancés, soit 17,54 cc. par kgr. Même effet, très passager.

Expérience X. — Lapin 2.130 gr.; reçoit 85 cc. de liquide céphalo-rachidien, provenant de la réunion des liquides prélevés chez *cinq* paralytiques généraux, soit 39,90 cc. par kgr.

Exophtalmie, polypnée, accélération des battements du cœur, disparition rapide des troubles.

Expérience XI. — Lapin 2.020 gr.; reçoit 200 cc. provenant de l'addition des diverses quantités de liquide soustraites à *dix* paralytiques généraux dans la même journée, soit 99 cc. par kgr. Mêmes effets que précédemment, avec exophtalmie plus marquée ; deux mictions ; la température a subi, le soir de l'injection, une élévation de 0°4.

Pour résumer, des doses de 4.07, 6.22, 6.96, 7.22, 8.18, 8.52, 12.82, 16.52, 17.54, 39.90 et 99 cent. cubes de liquide céphalo-rachidien par kilogramme d'animal, n'ont produit, les plus fortes pas plus que les plus faibles, aucun phénomène d'intoxication actuelle ou éloignée. Tous les animaux en expérience ont *indéfiniment survécu*, sans aucune altération de leur santé. Les quelques troubles notés répondaient au volume plus considérable de liquide injecté, et se seraient aussi bien produits avec une injection de même volume de sérum artificiel.

Nous pouvons donc conclure que, même à la dose relativement considérable de 99 cent. cubes par kilogramme, le liquide céphalo-rachidien des paralytiques généraux n'est pas toxique, injecté dans les veines du lapin, quelles que soient la nature, la marche ou la période évolutive de la maladie.

Ces conclusions corroborent pleinement les constatations de Sicard et vont à l'encontre de celles de Bellisari.

V

ANATOMIE PATHOLOGIQUE DE LA PARALYSIE GÉNÉRALE

Définition. — L'étude de la paralysie générale est de la plus haute importance en raison de la fréquence de cette maladie et des recherches nombreuses dont elle a été l'objet. C'est une affection cérébrale apyrétique, caractérisée par des symptômes progressifs de démence et de paralysie. Elle s'accompagne de lésions irritatives diffuses qui intéressent principalement le cerveau, puis le bulbe, la moelle et ses enveloppes. En outre, elle s'accompagne aussi de troubles délirants expansifs ou dépressifs et notamment d'une folie de forme maniaque ou mélancolique. Elle se caractérise cliniquement par l'affaiblissement progressif de l'intelligence, des troubles de la parole, du tremblement, de l'ataxie et enfin par de la parésie musculaire.

Historique. — La paralysie générale a été découverte en 1822 par Bayle. C'est lui qui, le premier, a isolé cette entité morbide des autres groupes confus de vésanies. Il a soutenu qu'elle n'est qu'une arachnitis chronique et non pas une sorte de folie-névrose ou une complication, comme l'affirmait Esquirol. Nous voyons donc que Bayle a émis l'idée d'une *lésion organique primitive des centres*, mais dont la nature et la pathogénie restaient inconnues. Il fallait cependant, après

cette période nosologique, que la période anatomique survint,
c'est-à-dire qu'il fallait indiquer la nature exacte des lésions.
Baillarger, tout en admettant une lésion anatomique des centres nerveux, soutenait l'existence d'une folie paralytique à
part, de sorte que, pour lui, il y avait deux entités, pour ainsi
dire indépendantes et mutuellement exclues. Calmeil fait un
pas en avant : en 1826, il est venu affirmer que la maladie de
Bayle, comme on appelle encore la paralysie générale, présente une entité morbide primitive et se caractérise par l'inflammation de la couche corticale du cerveau qui, au début,
cause des troubles de paralysie, tandis que l'intelligence est
atteinte progressivement à son tour. Il nous démontre aussi
que la paralysie générale n'est qu'une *périencéphalite chronique diffuse*. Or, ce résultat obtenu après des recherches pro-
longées, on n'était pas encore parvenu à préciser si vraiment
il s'agissait d'une encéphalite interstitielle ou parenchyma-
teuse. La lésion affectait-elle, en premier lieu, la cellule nerveuse, ou, au contraire, celle-ci dégénérait-elle par suite des
lésions vasculaires et névrogliques? Voilà ce que l'anatomie
pathologique et les recherches ultérieures ont dû nous démontrer.

Étiologie. — Avant d'aborder l'étude de l'anatomie pathologique de la paralysie générale, voyons quelles peuvent être
les causes qui produisent cette maladie. On a beaucoup écrit
et discuté sur son étiologie. Elle a toujours été et est encore
un des points les plus discutés de l'histoire de cette affection.
Aujourd'hui cependant on peut dire qu'il y a une moindre confusion d'opinions là-dessus, et les recherches cliniques et
statistiques de nos Maîtres, MM. Mairet et Vires, nous permet-
tent de voir d'une façon plus claire et d'être moins égarés dans
le domaine de cette question vraiment ardue.
Voici la classification étiologique de nos Maîtres, que nous

résumons très succinctement. Ils divisent tous les facteurs étiologiques en trois groupes :

I. — Certains d'entre eux sont manifestes, comme :

Héréditaires . . . . $\left\{\begin{array}{l}\text{Arthritisme.}\\\text{Cérébralité.}\\\text{Hérédité alcoolique.}\end{array}\right.$

Acquis. . . . . . . $\left\{\begin{array}{l}\text{Alcoolisme.}\\\text{Excès divers.}\\\text{Causes morales, chagrins.}\\\text{Traumatisme.}\\\text{Infections aiguës}\end{array}\right.$

II. — D'autres ont un rôle étiologique douteux, comme :

$\left\{\begin{array}{l}\text{Hérédité alcoolique.}\\\quad\text{— \quad tuberculeuse.}\end{array}\right.$

III. — Enfin,

$\left\{\begin{array}{l}\text{La spécificité,}\\\text{L'hérédité mentale et nerveuse}\\\quad\text{ont un rôle nul.}\end{array}\right.$

Les facteurs du *premier groupe* agissent comme suit :

α) La diathèse, en produisant un état dégénératif de l'organisme entier, aboutit à la sénilité anticipée. Cette sénilité se localisant du côté du système nerveux à tous les moments de son évolution, peut produire la paralysie générale, qui n'est dans ce cas qu'une paralysie générale dégénérative.

ϐ) La cérébralité est le nom générique de toute moindre résistance de la cellule nerveuse, primitive ou secondaire; d'où facilité de la dégénérescence et paralysie générale.

γ) L'alcoolisme agit simultanément ou non sur la cellule

nerveuse et les vaisseaux, en agissant par dégénération avec inflammation, processus, qui aboutissent à la paralysie générale. Enfin,

d) Toutes les autres causes du même groupe marchent dans la même voie, c'est-à-dire en dégénérant la cellule et en congestionnant le système nerveux. Elles favorisent l'accès de la paralysie générale en préparant le terrain.

Les facteurs du *deuxième groupe*, c'est-à-dire ceux dont le rôle étiologique semble douteux, d'après les mêmes auteurs, agissent probablement comme toute autre maladie constitutionnelle, c'est-à-dire par une action sur l'ensemble de l'économie conduisant à une sénilité anticipée, ou bien par une action plus particulière sur le système nerveux, créant de ce côté-là un état de dégénération et qui aboutit, par conséquent, à la paralysie générale. Bref, ils préparent le terrain, mais il ne semble pas qu'ils puissent engendrer par eux-mêmes la paralysie générale vraie.

Quant aux facteurs du *troisième groupe*, voici l'opinion de nos maîtres : ils refusent à la spécificité son rôle étiologique et admettent qu'en se localisant du côté du cerveau, elle revêt le caractère clinique de la paralysie générale ; mais à l'autopsie, on ne trouve nullement les lésions de cette dernière affection ; au contraire, on trouve celles de la spécificité cérébrale, et par conséquent, on est en présence d'une paralysie générale spécifique et non d'une paralysie générale vraie.

En ce qui concerne l'hérédité mentale et nerveuse, les auteurs lui refusent également un rôle étiologique, en déclarant que la paralysie générale des neuropathes est due à une simple déviation de l'activité cérébrale sans usure préalable de la cellule nerveuse, qui résiste, au fond, et que, si elle cède plus tard, cette démence n'est pas celle de la paralysie générale vraie.

Donc, pour résumer : la paralysie générale peut être produite par une cause unique, mais le plus souvent, elles sont multiples, et parmi ces causes, il en est toujours une qui, par elle-même, peut donner naissance à la maladie ; son action est toujours favorisée, hâtée par l'association des autres causes.

A maintes reprises, nous avons parlé de la paralysie générale vraie pour la distinguer de la fausse ou alcoolique, qui n'est qu'une folie de cette nature, ayant toutes les apparences de la paralysie générale vraie par sa symptomatologie du début, mais dont les lésions n'offrent aucun caractère commun avec celles de la vraie. Aussi voit-on très souvent des guérisons qui surviennent dans le second cas. Le cytodiagnostic du liquide céphalo-rachidien est également négatif dans ces cas.

Au point de vue de leur fréquence et de leur importance étiologique, les causes de la paralysie générale vraie sont variables, ce que nous indique cette statistique clinique de nos maîtres :

Alcoolisme	84 fois,	soit dans	48 °/₀ des cas.
Cérébralité	57	—	32, 7 °/₀	—
Arthritisme	49	—	28	—
Hérédité alcoolique	29	—	16	—
Excès divers et causes morales.	31	—	17,7	—
Traumatisme	14	—	8	—
Infections aiguës.	10	—	5,7	—

Or, nous avons déjà vu que toutes ces causes sont le plus fréquemment multiples et différemment associées pour préparer le terrain et favoriser l'action l'une à l'autre. Telle doit être la conception de l'étiologie de la paralysie générale à l'heure actuelle. — Voyons maintenant les lésions anatomo-pathologiques.

3

Anatomie pathologique. — Il est acquis aujourd'hui que la lésion, quelle qu'elle soit, n'épargne pas les autres parties du névraxe, c'est-à-dire qu'elle peut atteindre à la fois le bulbe, le cervelet, la moelle et même les nerfs, mais il n'y a que les désordres du cerveau qui sont constants.

A l'autopsie d'un individu mort de paralysie générale, on constate que la dure-mère est mince, pâle ou bien épaissie, congestionnée, suivant que la mort a eu lieu vers la fin-à la période terminale de la maladie ou au début à sa phase congestive. On trouve des vaisseaux de nouvelle formation dans la membrane même qui s'épaissit (pachyméningite) et qui peuvent donner naissance à des hématomes.

L'arachnoïde et la pie-mère offrent des lésions plus intéressantes encore : la première perd toute transparence le long des vaisseaux ou totalement ; la seconde est épaissie, congestionnée et œdématiée, ses vaisseaux sont dilatés, sinueux et gorgés de sang. Ce qui importe comme lésion, c'est la constatation des adhérences qu'elle présente avec la substance nerveuse qui s'enlève, accolée à la membrane, quand on cherche à la détacher. Elles sont plus développées au niveau du lobe frontal et de la région pariétale. La pie-mère adhère principalement au niveau du bord des circonvolutions sans intéresser les parties qui s'adossent dans les sillons. A cause de détachements qui s'y produisent quand on enlève la membrane nourricière, le cerveau paraît érodé, des érosions nombreuses se produisent au niveau de la couche superficielle, sortes d'ulcérations qui atteignent non seulement le réseau d'Exner, mais aussi les couches plus profondément situées.

La substance grise paraît plus foncée à cause des petites hémorragies qui s'y produisent par suite des ulcérations et l'abondance excessive de la névroglie. Les circonvolutions sont étalées, déformées et amincies. La consistance du cerveau diminue considérablement et se ramollit tellement que

la substance blanche devient visible. Cette dernière peut être
détruite aussi par les fréquentes hémorragies. Les ventricules contiennent un excès de sérosité et la membrane qui les
tapisse est parsemée de fines granulations qui ne sont autre
chose que des amas leucocytaires.

Les cellules nerveuses de la couche superficielle de l'écorce
disparaissent et celles qui restent s'étouffent par l'abondance
de la névroglie. Autour des vaisseaux on voit des gaines for-
mées par des leucocytes ; cette constatation est la plus frap-
pante pour la circonstance, car elle indique que la prolifération périvasculaire est le point de départ des lésions ultérieures
qui restent groupées autour des vaisseaux. Ces derniers présentent des lésions caractéristiques bien étudiées récemment
par M. Raymond. Les parois de tous les capillaires et surtout
des artérioles, s'altèrent et se filtrent de nombreux globules
blancs qui, par diapédèse, tombent dans les espaces sous-
arachnoïdiens. En outre, de nouveaux vaisseaux se forment et
favorisent les hémorrhagies. De même, les lymphatiques sont
gorgés.

Il est évident que ces lésions retentissent sur les cellules
nerveuses mêmes : ces dernières sont, en effet, détruites et
surtout celles qui siègent vers la surface superficielle. Elles
sont ou augmentées de volume, ou, au contraire, diminuées et
envahies par les leucocytes qui les entourent totalement et
comblent même les espaces péricellulaires. Le protoplasma
devient granuleux et dégénère à son tour ; il n'y a que le
noyau qui persiste plus longtemps, mais pour dégénérer également à son tour et devenir la proie des leucocytes.

Les fibres nerveuses sont également détruites dans la paralysie générale, ce qui explique, du reste, la physiologie pathologique et, a priori, l'histologie même de la cellule nerveuse,
car, nous le savons, la fibre nerveuse fait partie intégrante de la
cellule. Elles disparaissent suivant un certain ordre, d'après

Tüczek, et d'abord les fibres tangentielles et, à la fin, les fibres radiaires, qui se continuent avec les fibres de la substance blanche.

Les vaisseaux sont aussi altérés ; leurs parois s'épaississent et les noyaux prolifèrent ; ceux de l'adventice sont plus nombreux ainsi que ceux de la tunique musculaire. Les petits vaisseaux sont injectés et remplis de globules sanguins, souvent inégalement dilatés et flexueux. Enfin, d'après Arndt, il existe des lésions de dégénérescence hyaloïde des parois.

Nous voyons donc que, dans la paralysie générale, tous les éléments du système nerveux sont lésés par une sorte de dégénération inflammatoire ou plutôt par une inflammation dégénérative, qui, dès le début, porte sur les éléments nobles, d'après les uns, ou sur les autres parties du cerveau, d'après d'autres. Nous verrons ultérieurement ce que l'on pense aujourd'hui, mais, d'ores et déjà, nous savons que les vaisseaux s'altèrent et que cette altération favorise la diapédèse et la propagation de l'inflammation au tissu de soutènement.

Le docteur Klippel considère les lésions de la paralysie générale dans leur nature et arrive à cette conclusion que les paralysies générales inflammatoires qui se caractérisent par une très forte diapédèse, les paralysies générales associées, c'est-à-dire les encéphalites inflammatoires greffées sur des lésions préalables des centres et enfin les paralysies générales dégénératives de causes diverses à l'exclusion de toute inflammation, ne doivent pas s'exclure mutuellement, et que, par les analogies anatomiques et pathogéniques entre les trois groupes, il n'y a pas de séparation absolue, c'est-à-dire que, malgré la diversité des causes, il y a *unité clinique de la paralysie générale*. C'est aussi l'avis de MM. Mairet et Vires.

Nous venons de voir que toutes les parties constitutives du système nerveux : cellules nerveuses et fibres, névroglie, méninges et vaisseaux sont lésés tour à tour et progressivement.

Il en résulte que les fonctions de chaque élément se modifient, ce qui constitue la symptomatologie de la maladie et sa classification en trois périodes. Voici comment Klippel explique ces modifications dues aux lésions mêmes, ce qui constitue la physiologie pathologique :

« L'histologie arrive souvent à constater dans l'encéphale des lésions qui sont à la fois *irritatives* et *destructives* et qui peuvent servir à l'interprétation des symptômes notés par la clinique. L'*irritation* ou l'inflammation se traduit par l'hyperhémie active, la tuméfaction des cellules nerveuses, les figures de kariokynèse, le contact des éléments nerveux avec des exsudations ou des cellules embryonnaires, les proliférations endothéliales et névrogliques, la diapédèse.

» Les *lésions destructives,* qui sont l'aboutissant des précédentes, sont marquées par l'atrophie du neurone en toutes ses parties, le corps de la cellule, les prolongements neuraux et surtout les dendrites. *De ces lésions, les premières pervertissent le mode de l'action, les secondes restreignent les connexions fonctionnelles entre les différents éléments de l'écorce et de l'axe cérébro-spinal.* »

»Les premières sont à l'origine du délire; les secondes ont pour conséquence la démence. Les lésions irritatives, résultat de la toxi-infection, entraînent l'hyperexcitabilité de faiblesse à laquelle il faut rapporter l'état de suggestibilité et particulièrement celui qui, chez le paralytique, est dominé par la cinesthésie (hypochondrie, mégalomanie). Tandis que dans les intoxications plus aiguës, cette même suggestibilité trouve ses facteurs dans la sphère des nerfs sensoriaux (délire du rêve).»

Cette citation, en effet, nous donne presque toute la symptomatologie de la maladie avec ses trois périodes : prodromique (prédélirante), période d'état et période de démence.

Quelle est la pathogénie de la maladie ? Quel élément constitutif est-il atteint de prime abord ? Est-ce une sclérose com-

me on la caractérisait, il n'y a pas longtemps ? Mais une sclérose qui commence par une forte diapédèse n'explique pas
le début des signes cliniques, car elle n'existe même pas
encore à cette période-là. Une sclérose névroglique ? Mais les
autopsies les plus précoces démontrent, au contraire, qu'au
début même ce sont les vaisseaux et les éléments nerveux qui
s'altèrent et non pas la névroglie.

M. Anglade (de Toulouse) croit que les méninges sont les
premières atteintes; la *pachy-méningite*, *l'arachnoïdo-pie-mérite*
sont la règle. La lymphocytose du liquide céphalo-rachidien
prouve bien la précocité des altérations méningées. Dans la
moelle aussi, la méningo-myélite est incontestable.

M. Pierret (de Lyon), d'accord avec Klippel et Anglade, admet que malgré la prolifération primitive de la névroglie, suivant l'opinion de M. Anglade, les cellules nerveuses sont
atteintes les premières, car autrement on ne pourrait pas con-
cevoir les troubles sensitifs et psychiques du début de la maladie. Donc, l'altération de la névroglie est secondaire, tandis
que celle des fibres et des cellules nerveuses est primitive.

D'après Mendel, la paralysie générale est une encéphalite
diffuse avec atrophie cérébrale; les vaisseaux sont les premiers altérés. Les stases et les hyperhémies qui en résultent
produisent la diapédèse des globules sanguins, l'inflammation
de la névroglie et secondairement la destruction des éléments
nerveux.

Tüczek et Schütz sont d'avis que les fibres nerveuses s'altèrent les premières. Le professeur Wernicke considère également les lésions interstitielles de la paralysie générale comme
étant de nature secondaire.

Nous ne pouvons plus aujourd'hui considérer la paralysie
générale d'une manière schématique, ni en faire une simple
encéphalite interstitielle qui évoluerait comme une néphrite
interstitielle ou une cirrhose du foie, suivant l'école allemande.

Les progrès accomplis dans ces derniers temps montrent que les lésions histologiques sont des plus complexes ; prises isolément, elles n'ont pas de caractère pathognomonique, mais doivent nous faire considérer la paralysie générale plutôt comme un complexus anatomo-pathologique, car les lésions sont réparties inégalement.

Beaucoup d'auteurs aujourd'hui ont une tendance à croire que toutes les parties du névraxe sont lésées à la fois, mais ce sont encore les vaisseaux qui commencent les premiers, d'où la diapédèse active lymphocytaire ou polynucléaire dans les phases aiguës — due au virus de la maladie.

En résumé, les lésions du névraxe dans la paralysie générale sont multiples : les unes sont des lésions inflammatoires et de sclérose (multiplication des noyaux des vaisseaux, hypertrophie et prolifération de la névroglie, etc.) ; les autres sont des altérations de dégénérescence et d'atrophie.

D'une manière générale, l'anatomie pathologique de cette affection nous démontre d'une façon nette que la membrane sous-arachnoïdienne, au cours de cette maladie, réagit, lorsqu'elle est lésée d'une façon quelconque, aiguë, subaiguë ou chronique, et que, par conséquent, le liquide céphalo-rachidien semble être le *témoin* de cette réaction.

VI

CYTOSCOPIE DU LIQUIDE CÉPHALO-RACHIDIEN
DES PARALYTIQUES GÉNÉRAUX

Nous avons déjà étudié, dans le chapitre IV, les propriétés physiques et chimiques du liquide céphalo-rachidien des paralytiques généraux et avons vu que sa toxicité est nulle, contrairement aux recherches de Bellisari. Etudions maintenant successivement sa teneur en albumine et en glycose et enfin sa formule cytologique, toujours dans la même maladie.

Pour faciliter l'étude de ces recherches, dues à l'obligeance de M. Ardin-Delteil, chef de clinique à la Faculté, nous trouvons bon de donner un résumé succinct des observations prises à l'asile de l'Hôpital Général et qui ont servi à cette étude.

HOMMES

Observation Première

T... Fr... E... est entré à l'hôpital le 6 février 1903 avec diagnostic de paralysie générale progressive de nature alcoolique. Symptômes prédominants : démence, troubles paralytiques sans idées de grandeur. La marche de la maladie est ordinaire, même avec rémission.

Examen du liquide céphalo-rachidien :

Toxicité nulle ;
Pas d'albumine ;
Glycose nette ;
Cytoscopie : Macrolymphocytose et polynucléose nulles.

Observation II

D... J... est entré à l'hôpital la première fois le 22 octobre 1894 jusqu'au 13 mai 1895 avec diagnostic de folie alcoolique chez un prédisposé. La deuxième fois, il est entré au mois d'août 1903 avec diagnostic de P. G. P. de nature alcoolique et spécifique avec idées de grandeur et de persécution. En outre, il a présenté une agitation incohérente et un ptosis de la paupière supérieure gauche. La marche a été très rapide, puisque le malade est mort le 1er septembre 1903.

Examen du liquide céphalo-rachidien :

Toxicité nulle ;
Pas d'albumine ;
Glycose nette ;
Cytoscopie : Complètement nulle.

Observation III

Br... Fr... A... est entré à l'hôpital le 23 janvier 1902 avec diagnostic de P. G. P. de nature alcoolique. Il a présenté de l'agitation, des idées de grandeur et de richesse ; quelques lacunes dans son intelligence et peu de troubles paralytiques. Pas d'agitation. La marche a été rapide et la mort s'en est suivie en troisième période.

Examen du liquide céphalo-rachidien :

> *Toxicité nulle ;*
> *Albumine en quantité notable ;*
> *Glycose nette ;*
> *Cytoscopie : Macrolymphocytose et polynucléose marquées.*

Observation IV

C... J... B... est entré à l'hôpital le **27** mai **1902** avec diagnostic de P. G. P. chez un hérédo-arthritique et cérébral très marqué. Il a présenté de l'amnésie ; diminution de l'intelligence et troubles paralytiques avec attaques épileptiformes. La marche en est ordinaire et, actuellement, sa maladie est arrivée à la troisième période.

Examen du liquide céphalo-rachidien :

> *Toxicité nulle ;*
> *Albumine en quantité notable ;*
> *Glycose nette ;*
> *Cytoscopie : Microlymphocytose discrète à la seconde ponction.*

Observation V

F... Er... est entré à l'hôpital le **31** octobre **1901** avec diagnostic de spécificité cérébrale à forme de P. G. P. Il a présenté de l'embrouillement intellectuel et de l'idée de l'euphorie. Agitation. La marche est ordinaire avec aggravation actuelle.

Examen du liquide céphalo-rachidien :

> *Toxicité nulle ;*
> *Albumine en quantité très notable ;*
> *Glycose en quantité très notable ;*

Cytoscopie : Microlymphocytose discrète.

Observation VI

M... J... est entré à l'hôpital le 28 septembre 1902, avec diagnostic de P. G. P. de nature alcoolique et spécifique. Symptômes prédominants : démence, troubles paralytiques nettement accusés ; idées de grandeur ; hallucinations de la vue. Pas d'agitation ou d'attaques. Marche rapide ; maladie en troisième période.

Examen du liquide céphalo-rachidien :

> *Toxicité nulle ;*
> *Albumine en quantité très notable ;*
> *Glycose nette ;*

Cytoscopie : Macrolymphocytose marquée.

Observation VII

M... J... est entré à l'hôpital le 14 janvier 1903 avec diagnostic de P. G. P. de nature alcoolique. Il a présenté de la démence très marquée, avec idées très vagues de persécution et agitation passagère. La marche est habituelle en troisième période.

Examen du liquide céphalo-rachidien :

> *Toxicité nulle ;*
> *Albumine en quantité notable ;*
> *Glycose nette ;*

Cytoscopie : Microlymphocytose discrète.

Observation VIII

S. L... est entré à l'hôpital la première fois au mois d'octobre 1902 avec diagnostic de p. g. p., de nature alcoolique et traumatique. Il a présenté de la démence ; des troubles paralytiques généralisés ; idées de persécution hypochondriaques ; des attaques épileptiformes et enraidissement des jambes. Il est sorti de l'hôpital au mois de juillet 1903 et il y est rentré le 11 septembre 1903, avec de l'agitation intense de l'enraidissement musculaire, des réflexes exagérés et des troubles paralytiques progressifs. La marche est rapide et la maladie est arrivée à sa troisième période.

Examen du liquide céphalo-rachidien :

Toxicité nulle ;

Quantité d'albumine notable ;

Glycose nette ;

Cytoscopie : Macrolymphocytose et polynucléose marquées.

Observation IX

B. A... est entré à l'hôpital, la première fois les 18 janvier 1902 jusqu'au 12 novembre 1902 avec diagnostic de p. g. p. de nature alcoolique. Symptômes prédominants : démence, troubles paralytiques accentués et de l'articulation des mots; tremblement des extrémités, inégalité pupillaire. Le 23 juillet il a eu un vertige et quelques accès d'agitation. Il est rentré pour la deuxième fois, le 2 août 1903, avec une marche plus rapide de la maladie, présentant de l'agitation et de l'égarement. Maladie en troisième période.

Examen du liquide céphalo-rachidien :

> *Toxicité nulle ;*
> *Traces d'albumine ;*
> *Glycose nette ;*
> *Cytoscopie : Macrolymphocytose marquée.*

Observation X

A. J... est entré à l'hôpital le 20 décembre 1889 avec diagnostic de p. g. p. de nature alcoolique. Il a présenté de la démence, des idées de grandeur, des troubles paralytiques généralisés, de l'agitation et, en plus, il a eu 38 attaques. La marche de sa maladie est habituelle et actuellement en troisième période.

Examen du liquide céphalo-rachidien :

> *Toxicité nulle ;*
> *Traces d'albumine ;*
> *Glycose nette ;*
> *Cytoscopie : Microlymphocytose discrète.*

Observation XI

B... Ch... est entré à l'hôpital au mois de mars 1903 avec diagnostic de p. g. p. de nature alcoolique. Symptômes prédominants : démence, troubles paralytiques bien caractérisés, idées de grandeur. Pas d'agitation et des attaques. Le malade est tranquille et la marche de sa maladie est habituelle et en troisième période.

Examen du liquide céphalo-rachidien :

Toxicité nulle ;
Traces d'albumine ;
Glycose nette ;
Cytoscopie : Microlymphocytose très discrète.

Observation XII

V... A... est entré à l'hôpital le 16 juin 1897 avec diagnostic de p. g. p. de nature alcoolique. Il ne présente que quelques poussées d'agitation. La maladie a présenté une marche lente et progressive et actuellement est à sa troisième période.

Examen du liquide céphalo-rachidien :

Toxicité nulle ;
Traces d'albumine ;
Glycose nette ;
Cytoscopie : Microlymphocytose discrète.

Observation XIII

F... J... est entré à l'hôpital le 15 septembre 1903 avec diagnostic de p. g. p. Son examen ne révèle pas l'alcoolisme net, ni la spécificité, mais une hérédité directe par lésion médullaire. Symptômes prédominants ; idées de persécution ; débilité intellectuelle ; affaiblissement moteur ; quelques troubles vagues de la parole ; inégalité pupillaire ; pas d'agitation ni attaques. La marche de sa maladie est lente et aujourd'hui présente une certaine rémission.

Examen du liquide céphalo-rachidien :

> *Toxicité nulle ;*
> *Traces d'albumine ;*
> *Glycose nette ;*
> *Cytoscopie : Microlymphocytose très discrète.*

Observation XIV

I... Ch... est entré à l'hôpital le 5 novembre 1901 avec diagnostic de p. g. p. de nature alcoolique. Il a présenté de la démence et des troubles paralytiques avec attaques apoplectiformes. Marche habituelle et mort le 19 septembre 1903.

Examen du liquide céphalo-rachidien :

> *Toxicité nulle ;*
> *Traces d'albumine ;*
> *Glycose nette ;*
> *Cytoscopie : Microlymphocytose discrète.*

Observation XV

P... M... est entré à l'hôpital le 2 juin 1901 avec diagnostic de p. g. p. de nature alcoolique.

Symptômes prédominants : démence ; idées de richesse ; artériosclérose ; agitations violentes sans attaques ; hypertension artérielle et bouffées congestives. La marche de sa maladie est rapide et à l'heure actuelle elle est à sa troisième période.

Examen du liquide céphalo-rachidien :

> *Toxicité nulle ;*
> *Traces d'albumine ;*
> *Glycose nette ;*
> *Cytoscopie : Macrolymphocytose et polynucléose marquées.*

Observation XVI

P... A... est entré à l'hôpital le 8 octobre 1901 avec diagnostic de p. g. p. de nature hérédo-neuropathique avec peines morales. Il a présenté de la démence, des idées de supériorité religieuse, des troubles parétiques et une attaque. La marche de sa maladie est lente et, aujourd'hui, à sa deuxième période.

Examen du liquide céphalo-rachidien :

> *Toxicité nulle ;*
> *Traces d'albumine ;*
> *Glycose nette ;*
> *Cytoscopie : Microlymphocytose discrète.*

Observation XVII

M... J... E... entre à l'hôpital le 3 août 1893 avec diagnostic de p. g. p. de nature alcoolique. Symptômes prédominants: troubles paralytiques ; idées de grandeur et d'inquiétude ; démence ; enraidissement voisin de la contracture ; réflexes rotuliens ; excitation des centres sans agitation.

La marche est progressive et en deuxième période aujourd'hui.

Examen du liquide céphalo-rachidien :

> *Toxicité nulle ;*
> *Traces d'albumine ;*
> *Glycose nette ;*
> *Cytoscopie : Macrolymphocytose et polynucléose marquées.*

Observation XVIII

M... E... est entré à l'hôpital le 27 décembre 1901 avec diagnostic de p. g. p. due à l'impaludisme des pays chauds et à l'alcoolisme. Il a présenté de la démence, des idées de richesse et des troubles paralytiques sans agitation. Marche habituelle, troisième période.

Examen du liquide céphalo-rachidien :

> *Toxicité nulle ;*
> *Traces d'albumine ;*
> *Glycose nette ;*
> *Cytoscopie : Microlymphocytose discrète.*

Observation XIX

S.., J... est entré à l'hôpital le 7 août 1902 avec diagnostic de p. g. p. de nature alcoolique (absinthisme). Symptômes prédominants : idées de grandeur et de richesse ; troubles paralytiques sans agitation. Marche de la maladie lente avec certaine rémission.

Examen du liquide céphalo-rachidien :

> *Toxicité nulle ;*
> *Traces d'albumine ;*
> *Glycose nette ;*
> *Cytoscopie : Microlymphocytose très discrète.*

Observation XX

F... J... entre à l'hôpital le 5 mars 1903, avec diagnostic de p. g. p. de nature spécifique et peu alcoolique. Il présente de la démence et des idées de grandeur avec agitation au début. La marche de sa maladie est rapide et progressive, de sorte qu'aujourd'hui elle est en troisième période.

Examen du liquide céphalo-rachidien :

Toxicité nulle ;
Traces d'albumine ;
Glycose nette ;
Cytoscopie : Macrolymphocytose marquée.

Observation XXI

C... B... est entré à l'hôpital le 18 juin 1896 avec diagnostic de p. g. p. mais de nature inconnue et on ne trouve dans ses antécédents ni l'alcoolisme, ni la spécificité. Symptômes prédominants : démence et idées de tristesse sans attaques. Marche lente avec rémission.

Examen du liquide céphalo-rachidien :

Toxicité nulle ;
Traces d'albumine ;
Glycose nette ;
Cytoscopie : Microlymphocytose discrète.

Observation XXII

M... N... entre à l'hôpital le 27 janvier 1896 avec diagnostic de p. g. p. de nature spécifique. Il présente de la démence, des troubles paralytiques, sans agitation ni attaques. La marche de sa maladie est très lente et à sa troisième période.

Examen du liquide céphalo-rachidien :

Toxicité nulle ;
Traces d'albumine ;
Glycose nette ;
Cytoscopie : Microlymphocytose très discrète.

Observation XXIII

G... G... est entré à l'hôpital le 11 octobre 1898 avec diagnostic de p. g. p. de nature inconnue. Symptômes prédominants : démence avec des troubles parétiques sans agitation ni attaques. Marche lente et en troisième période.

Examen du liquide céphalo-rachidien :

Toxicité nulle ;
Traces d'albumine ;
Glycose nette ;
Cytoscopie : Microlymphocytose très discrète.

Observation XXIV

C... H... est entré à l'hôpital le 17 mars 1868 avec diagnostic d'imbécillité et d'idiotie. Pas de spécificité.

Il a présenté des crises passagères d'agitation avec démence et idées de grandeur. Il est mort après une évolution très lente, mais qui a progressé vers la fin. L'autopsie a révélé une congestion intense des centres et beaucoup de caillots hémorragiques avec peu d'adhérences.

Examen du liquide céphalo-rachidien :

> *Toxicité nulle ;*
> *Albumine en quantité notable ;*
> *Glycose nette ;*
> *Cytoscopie : Macrolymphocytose marquée.*

FEMMES

Observation XXV

R... M... entre à l'hôpital le 30 juin 1902 avec diagnostic de p. g. p. de nature incertaine. On n'a pas de renseignements sur la spécificité ou l'alcoolisme. Elle présente de la démence et des troubles paralytiques généralisés sans attaques. La marche de la maladie est très lente et on note, depuis longtemps, une rémission très marquée.

Examen du liquide céphalo-rachidien :

> *Toxicité nulle ;*
> *Traces d'albumine ;*
> *Glycose nette ;*
> *Cytoscopie : Microlymphocytose très discrète.*

Observation XXVI

T... Fr... est entrée à l'hôpital le 25 mai 1899 avec diagnostic de p. g. p. de nature alcoolique. Symptômes prédominants : démence, troubles paralytiques avec idées de grandeur, sans agitation. Marche de la maladie lente et à la deuxième période.

Examen du liquide céphalo-rachidien :

Toxicité nulle ;
Traces d'albumine ;
Glycose nette ;
Cytoscopie : Microlymphocytose très discrète.

Observation XXVII

M... Er... entre à l'hôpital le 14 janvier 1897 avec diagnostic de p. g. p. de nature inconnue. Elle présente des idées de persécution et de grandeur, de la perversion sensorielle, avec de la démence et des troubles paralytiques sans attaques ni agitation. La marche de la maladie est lente et en deuxième période.

Examen du liquide céphalo-rachidien :

Toxicité nulle ;
Albumine en quantité notable ;
Glycose nette ;
Cytoscopie : Microlymphocytose discrète.

Observation XXVIII

M... A... est entrée à l'hôpital le 30 avril 1903 avec diagnostic de p. g. p. de nature inconnue. Symptômes prédominants : démence, demi-parésie droite avec tendance à la généralisation et attaques. Marche très lente ; en deuxième période.

Examen du liquide céphalo-rachidien :

Toxicité nulle ;
Traces d'albumine ;
Glycose nette ;
Cytoscopie : Microlymphocytose très discrète.

Observation XXIX

L.. Fr.. entre à l'hôpital le 11 novembre 1902 avec diagnostic de p. g. p., de nature alcoolique et peut-être spécifique.
Elle présente de la démence, un état d'inquiétude et de tristesse
avec agitation et de la méchanceté. Marche lente avec rémission.

Examen du liquide céphalo-rachidien :

> *Toxicité nulle ;*
> *Albumine en quantité notable ;*
> *Glycose nette ;*

Cytoscopie : Microlymphocytose discrète.

Observation XXX

H.. A.. est entrée à l'hôpital le 29 octobre 1902 avec diagnostic de p. g. p. de nature alcoolique. Symptômes prédominants : démence, idées de grandeur ; troubles moteurs généralisés et surexcitation incohérente. Marche de la maladie
rapide et mort le 20 décembre 1903.

Examen du liquide céphalo-rachidien :

> *Toxicité nulle ;*
> *Albumine en quantité notable ;*
> *Glycose nette ;*

Cytoscopie : Macrolymphocytose marquée.

Observation XXXI

C... M... entre à l'hôpital le 26 mai 1897 avec diagnostic
de p. g. p. de nature alcoolique avec spécifité probable. Elle

présente des troubles paralytiques avec agitation. La marche est lente avec amélioration et rémission très marquée.

Examen du liquide céphalo-rachidien :

> *Toxicité nulle ;*
> *Traces d'albumine ;*
> *Glycose nette ;*

Cytoscopie : Microlymphocytose discrète.

Observation XXXII.

B... R... est entrée à l'hôpital le 23 septembre 1903 avec diagnostic de p. g. p. de nature alcoolique avec spécificité probable. Symptômes prédominants : démence avec attaques apoplectiformes. La marche de la maladie est rapide et à sa troisième période.

Examen du liquide céphalo-rachidien :

> *Toxicité nulle ;*
> *Quantité d'albumine notable ;*
> *Glycose en quantité notable ;*

Cytoscopie : Macrolymphocytose marquée.

Observation XXXIII.

B... M... entre à l'hôpital le 27 juillet 1889 avec diagnostic de p. g. p. de nature alcoolique et spécifique. Elle présente de la démence et des troubles paralytiques, avec tendance aux congestions céphaliques. La marche est lente et on note de la rémission assez accentuée.

Examen du liquide céphalo-rachidien :

> *Toxicité nulle ;*
> *Albumine en notable quantité ;*
> *Glycose nette ;*
> Cytoscopie : *Macrolymphocytose marquée.*

Observation XXXIV

A... Th... est entrée à l'hôpital le 28 juillet 1903 avec diagnostic douteux qui paraît ne pas être de la p. g. p. Les antécédents révèlent une hérédité neuropathique (mère épileptique). La malade présente des attaques épileptiformes sans agitation.

Examen du liquide céphalo-rachidien :

> *Toxicité nulle ;*
> *Traces d'albumine ;*
> *Glycose nette ;*
> Cytoscopie : *Microlymphocytose discrète.*

Albumine. — Les observations ci-dessus nous montrent que l'albumine faisait défaut dans *deux cas :*

Obs. I (p. g. p. alcoolique).

Obs. II (p. g. p. alcoolique et spécifique).

Dans ces deux cas la lymphocytose pouvait être considérée comme nulle.

Chez vingt autres malades on relevait des *traces d'albumine.*

Chez *douze autres*, elle existait en quantité notable et donnait lieu à un épais nuage, non rétractile, paraissant constitué par de la globuline en majeure partie.

Cette non-rétractilité, jointe à la faible quantité de liquide à notre disposition pour cette recherche, n'a permis dans aucun de ces derniers cas de tenter le dosage de l'albumine.

Les douze derniers cas sont les suivants :

Obs. III.	Obs. VI.	Obs. XXIX.
Obs. XXIV.	Obs. VII.	Obs. XXX.
Obs. IV.	Obs. VIII.	Obs. XXXII.
Obs. V.	Obs. XXVII.	Obs. XXXIII.

Glycose. — Dans toutes les observations le liquide a réduit nettement la liqueur cupro-potassique.

Cette réduction s'est montrée particulièrement intense dans *deux cas* où l'albumine était aussi abondante. Voici les deux cas :

Obs. V (p. g. p. spécifique).

Obs. XXXII (p. g. p. alcoolique, spéc. probable).

Formule cytologique. — La réaction cellulaire méningée a été d'intensité fort variable.

a) Nulle dans *deux cas* (où l'albumine n'existait pas) :

Obs. I. (p. g. p. alcoolique).

Obs. II. (p. g. p. alcool. et spécif. probable).

b) Très discrète dans 8 cas, où l'on ne trouvait que de loin en loin un lymphocyte de très petit diamètre (5-6 μ), fortement coloré, constitué presque uniquement par un noyau.

Voici les 8 cas :

Obs. XI.	Obs. XXIII.
Obs. XXII.	Obs. XXV.
Obs. XIII.	Obs. XXVI.
Obs. XIX.	Obs. XXVIII.

Beaucoup de ces cas répondent à des paralysies générales

très avancées, mais stationnaires dans leur évolution et ne subissant que des progrès très lents.

c) Discrète dans 13 cas ; chaque champ microscopique contient de 3 à 5 lymphocytes de petite taille

Voici les 13 cas :

Obs. IV.	Obs. V.	Obs. VII.
Obs. X.	Obs. XII.	Obs. XIV.
Obs. XVI.	Obs. XVIII.	Obs. XXI.
Obs. XXVII.	Obs. XXIX.	Obs. XXXI.
	Obs. XXXIV.	

Tous ces cas répondent à des paralysies avancées plus ou moins stationnaires. Quelques-uns cependant progressaient, comme :

Obs. IV.   Obs. XII.   Obs. XIV.
Obs. XXIX.   Obs. XXXIV.

Une même avec attaques apoplectiformes (Obs. XIV).

Parmi ces 13 cas, cinq se faisaient remarquer par la présence d'une quantité considérable d'albumine, comme :

Obs. IV.   Obs. V.   Obs. VII.
Obs. XXVII.   Obs. XXIX.

d) Un peu plus marquée dans 7 cas, où l'on pouvait compter de 7 à 12 éléments par champ. Aux lymphocytes de taille exiguë, presque sans collerette protoplasmique, s'adjoignent ici, en proportion marquée, de grands lymphocytes de diamètre plus grand (7-10 μ.) à noyau plus pâle et plus large, à protoplasma plus abondant et tendant vers le type du mononucléaire banal.

Voici ces 7 cas :

Obs. VI.   Obs. IX.   Obs. XX.
Obs. XXIV.   Obs. XXX.   Obs. XXXII.
                 Obs. XXXIII.

Ces cas répondent à des formes en évolution actuelle et ayant fait des progrès dans les derniers mois, comme :

Obs. VI.   Obs. XX.   Obs. XXIV.
        Obs. XXX.   Obs. XXXII.

L'un d'eux répond à une rémission assez accentuée (Obs. XXXIII).

Quatre de ces cas répondent à des liquides céphalo-rachidiens riches en albumine :

Obs. VI.   Obs. XXIV.
Obs. XXX.   Obs. XXXIII.

Dans ces cas, le nombre plus considérable des éléments observés dans chaque champ microscopique tient moins peut-être à une activité plus grande du processus d'inflammation méningo-corticale (et corrélativement à la production d'un plus grand nombre de leucocytes), qu'au volume même de ces éléments, qui, plus gros, sont plus faciles à centrifuger, forment un culot moins infinitésimal et dont l'isolement sépare moins les éléments.

Quoi qu'il en soit, le point qui semble se dégager le plus nettement ici, est la corrélation entre la présence de *gros lymphocytes*, d'une assez grande quantité d'albumine, et l'existence de formes en activité progressive et à marche plus rapide.

e) Enfin, la formule cytologique était accentuée dans quatre cas où l'on voit les petits lymphocytes diminuer encore de nombre pour faire place aux grands lymphocytes, dont certains présentent le type des mononucléaires ordinaires, plutôt que le type lymphocytique proprement dit.

Ces quatre cas se font remarquer, en outre, par l'existence de polynucléaires à côté des éléments précédents.

Dans deux observations (obs. III et obs. XVII) on trouvait de 3 à 5 °/₀ de polynucléaires ; dans une autre (obs. XV), on en trouvait de 25 à 30 °/₀ ; dans la dernière (obs. VIII), la proportion s'élevait à 55 °/₀, les autres éléments étant constitués uniquement par de grands lymphocytes.

Il est à faire remarquer, en passant, que ces préparations ne contenaient pas de sang et que la proportion de polynucléaires observée ne pouvait être attribuée à une origine ou à une souillure accidentelle.

La polynucléose et la macrolymphocytose observées ici, étaient en relation avec l'allure active prise par la maladie dans les quatre cas, ou avec des incidents évolutifs.

Les deux premiers malades se faisaient, en effet, remarquer, l'un par une recrudescence dans la marche de la maladie et une progression rapide (obs. III) avec albumine en abondance dans le liquide céphalo-rachidien ; l'autre, par un état d'enraidissement voisin de la contracture, avec exagération des réflexes rotuliens, signes d'excitation des centres nerveux (obs. XVII) ; le troisième malade était en proie à une violente agitation, sans attaques, qui durait depuis plusieurs jours, s'accompagnait de phénomènes d'hypertension artérielle et de bouffées congestives du côté de la tête et de l'encéphale (obs. XV) ; le dernier (obs. VIII) était sous le coup d'une agitation intense suivie d'attaques épileptiformes en série, avec enraidissement des jambes, et son liquide contenait aussi une grande quantité d'albumine.

Que peut-on déduire de tout ce qui précède ? Les points suivants, dont certains, comme on va le voir, n'ont qu'une valeur toute relative, nous semblent cependant assez fondés :

a) Il paraît n'exister aucun rapport entre la nature d'une paralysie générale et sa formule cytologique.

b) Il n'existe aucun rapport entre la période évolutive, l'âge d'une paralysie générale et sa formule cytologique.

Nous avons vu des paralysies générales très avancées se marquer par une lymphocytose extrèmement discrète, et inversement, des paralysies de date relativement récente présenter une lymphocytose plus fournie.

c) Il existe deux types de lymphocytose : microlymphocytose et macrolymphocytose. La première est généralement discrète; la seconde est ordinairement plus abondante.

d) La microlymphocytose répond à des cas à évolution excessivement lente, comme immobilisés dans une phase de leur évolution, que ce soit au début, au milieu ou à la fin.

Elle est généralement une marque de chronicité et de lenteur. Elle va avec une faible quantité d'albumine dans le liquide céphalo-rachidien.

e) La macrolymphocytose nous paraît, au contraire, répondre généralement à des processus en éveil, en activité, dont les progrès et la marche sont cliniquement plus rapides que dans les cas précédents.

La macrolymphocytose serait donc une marque d'activité. Elle coïncide assez souvent avec une notable quantité d'albumine dans le liquide céphalo-rachidien.

Elle peut cependant exister en dehors de ces conditions habituelles, mais très rarement, puisque sur 7 observations, elle ne s'est rencontrée qu'une fois chez une malade (obs. XXXIII) en rémission depuis assez longtemps, quoique sa paralysie fût très accentuée et qu'elle présentât des tendances aux congestions céphaliques.

f) La présence d'une polynucléose plus ou moins accentuée, comme le fait a déjà été noté, répond habituellement à des incidents évolutifs, traduisant un travail plus actif, inflammatoire ou congestif du côté des centres nerveux (agitation intense et tenace, enraidissement, attaques épileptiformes et apoplectiformes).

Mais il ne faudrait pas en déduire que dans tous les cas cliniques, répondant aux conditions précédentes, on trouvera forcément de la polynucléose. Un de nos malades (obs. XIV), présentait des attaques apoplectiformes et on ne trouva chez lui qu'une microlymphocytose très discrète. Le syndrome attaques apoplectiformes reconnaît peut-être plusieurs mécanismes possibles chez les paralytiques généraux.

g) Enfin, la formule cytologique peut être nulle et négative ; nous l'avons rencontrée telle dans deux cas qui ont été examinés avec les mêmes précautions de technique minutieuse que les autres (obs. I et II).

Il faut ici ajouter que ces cas négatifs n'ont sans doute pas toute l'importance que l'on serait tenté de leur accorder. Cette absence de réaction cellulaire méningée peut n'être que momentanée, et un de nos malades nous en a fourni la preuve absolue (obs. IV). Ponctionné à plusieurs mois de distance, la lymphocytose fut nulle à la première ponction, et lors de la seconde, on trouva une microlymphocytose très nette.

Sous réserve de quelques restrictions que nous avons indiquées, l'étude des variations de la formule cytologique du liquide céphalo-rachidien dans la paralysie générale, peut donc fournir quelques indications sur le degré d'activité du processus méningo-encéphalitique.

Les variations qualitatives (macrolymphocytose, microlymphocytose) paraissent avoir à cet égard bien plus de valeur que les variations quantitatives (numération des éléments dans le champ du microscope) soumises aux contingences de la centrifugation et d'un étalement plus ou moins parfait.

Ne pas oublier surtout qu'il est des cas, rares à la vérité (obs. XIV, signalée en *l*), où aucune variation de la formule leucocytaire, soit qualitative, soit quantitative, ne vient traduire ou même simplement faire soupçonner des modifications cependant assez importantes pour que s'ensuivent des attaques apoplectiformes ou épileptiformes.

Ceci revient à dire que l'interprétation des modalités qualitatives de la formule cytologique n'a ici aucun caractère absolu, mais une simple valeur de présomption.

Nous ne voulons retenir que la signification de la lymphocytose qui paraît correspondre habituellement à des formes en période d'activité, sans vouloir dire pour cela que la microlymphocytose et même une microlymphocytose exclusive ne se puisse rencontrer aussi dans des paralysies générales, également en activité. Les périodes d'activité sont marquées par la macrolymphocytose et l'albumine notable.

Pour MM. A. Joffroy et E. Mercier la constatation de nombreux éléments blancs dans le liquide céphalo-rachidien permet de diagnostiquer la p. g. p., tandis que leur absence permet de rejeter ce diagnostic. Pour affirmer ce fait les auteurs se basent sur 120 ponctions lombaires, faites chez 91 malades différents, dont 48 paralytiques généraux.

Chez ces derniers, ils ont fait 70 ponctions et ils ont toujours trouvé des éléments blancs dont le nombre variait entre 10 et 100 par millimètre cube. Dans 4 ponctions chez 3 paralytiques généraux, ils ont trouvé un nombre d'éléments comparable à celui que l'on trouve chez les sujets sains, mais ils montrent, en plus, que ces malades n'étaient pas dans les conditions d'évolution que rencontre le clinicien dans le cas où le diagnostic est difficile. Ils pensent qu'au début de la p. g. p. le nombre des éléments augmente.

Chez 4 tabétiques, le nombre était aussi considérable. Chez 18 vésaniques appartenant aux diverses variétés de psychoses, chez un épileptique, dans un cas de crises épileptiformes liées à l'albuminurie, dans 2 cas de ramollissement cérébral et un cas d'hydrocéphalie, le nombre des éléments n'était pas augmenté. Chez 14 alcooliques auxquels furent faites 17 ponctions et qui comprenaient 8 cas d'alcoolisme subaigu, 4 d'alcoolisme chronique et 2 de psychose polynévrite de Korsakoff, le nombre n'était pas augmenté non plus.

De ces recherches, les auteurs concluent que la présence de nombreux éléments blancs dans le liquide céphalo-rachidien des paralytiques généraux est un signe constant et précoce de paralysie générale.

M, Laignel-Lavastine rapporte également 44 cas de paralysie générale où le cytodiagnostic est dans la majorité des cas « *conforme aux résultats déjà publiés.* »

VII

CONCLUSIONS

De l'étude succincte que nous venons de faire sur le liquide céphalo-rachidien en rapport avec la paralysie générale, nous pouvons tirer les conclusions suivantes :

1° La ponction lombaire, dans cette dernière affection, peut être riche ou pauvre en éléments figurés, suivant les phases de la maladie, mais presque jamais négative d'une façon absolue, car cette absence n'est que momentanée.

2° Les dits éléments figurés sont des microlymphocytes ou des macrolymphocytes, suivant qu'il s'agit d'un état chronique ou aigu. Leur présence permet de diagnostiquer la paralysie générale de l'alcoolisme chronique ou de la fausse paralysie générale et autres vésanies et constitue un symptôme pathognomonique *excellent* dans les cas douteux.

3° Le liquide céphalo-rachidien n'est pas toxique dans la paralysie générale, et cette non-toxicité n'a pas d'importance clinique.

4° La glycose ne fait jamais défaut dans la paralysie générale.

5° La présence de l'albumine est constante. Sa quantité est en rapport avec le nombre des macrolymphocytes, par conséquent, dans les cas à évolution rapide. Sa recherche peut suppléer, à la rigueur, pour le clinicien la cytoscopie, lorsque ce dernier

ne se trouve pas dans les conditions voulues et n'est pas suffi-
samment outillé pour la pratiquer.

6° La variation qualitative des éléments figurés dans le liquide
céphalo-rachidien est plus importante que la variation quantitative.

7° Enfin, si la ponction lombaire n'est pas capable par elle-
même de nous faire poser un diagnostic certain, elle est du
moins un moyen de premier ordre pour révéler la moindre
atteinte méningée. Elle nous témoigne la réaction qui se passe
du côté des méninges et nous fait éviter la confusion avec les
affections inorganiques, au premier rang l'hystérie.

BIBLIOGRAPHIE

ARDIN-DELTEIL. — Du liquide céphalo-rachidien des paralytiques
        généraux. Communication à la Société de neurologie,
        3 déc. 1903.

ARDIN-DELTEIL et MONFRIN. — Toxicité du liquide céphalo-rachidien
        des par. généraux. Soc. de biologie, nov. 1903.

ARTHUS. — Chimie physiologique.

ACHARD CH. et HENRI GRENET. — Absence de lymphocytose au cours
        de la p. g. p. Revue neurologique n° 6. 31 mars 1903.

ALBERT DÉCHY. — Le signe d'A. Robertson et la cytologie du liquide
        céphalo-rach. Thèse de Paris, 18 déc. 1902, n° 109.

ACHARD, LŒPER, LAUBRY. — Contribution à la cryoscopie du l. c.-
        rachidien. Archives de méd. expérimentale, 1901, p. 807.

ARMAND-DELILLE, P. et J. CAMUS. — Examen cytologique du l. c.-rachi-
        dien dans le tabes. Revue neurologique, 28 fév. 1903.

BELLISARI. — Toxicité du liquide céphalo-rachidien. Revista medica,
        1890.

BELIN et BAUER. — Polynucléose autofide. Soc. méd. des hôp.,
        30 oct. 1903.

BAYLE A. L. J. — Recherches sur l'arachnitis chronique. Paris, 1822.

BAILLARGER. — Recherches sur les maladies mentales. Paris, 1890.

BABINSKI et NAGEOTTE. — Contribution à l'étude du cytodiagnostic du
        l. c.-rachidien dans les affections nerveuses. Soc. méd. des
        hôp. de Paris, 30 mai 1901.

BARJON et CADE. — Soc. de biologie. 8 mars 1901.

BRISSAUD et MONOD. — Soc. de neurologie, 7 mars 1901.

BELIN J. et BAUER A. — Caractères particuliers du liquide c.-rachidien
        chez un p. g. p. Soc. méd. des hôp., séance du 9 janv. 1903.

Bouchard. — Traité de path. générale, t. IV, p. 648.

Cathelin. — Société de biologie, 17 oct. 1903.

— La circulation du liquide céph.-rachidien. Presse méd. 11 nov. 1903, n° 90.

Camille Wolf. — Eléments de diagnostic tirés de la ponction lombaire, 1901.

Carrière. — Société de biologie, 23 mars 1901.

Conso. — Thèse Paris, 1900.

Calmeil. -- De la paralysie générale. Paris, 1826.

Charcot et Bouchard. — Traité de médecine.

Devay. — Paralysie générale et syphilis en apparence bénigne. Echo médical de Lyon, n° 2, 15 fév. 1902, p. 33.

Doptel et Tanton. -- Notes sur l'examen cytologique des épanchements des diverses séreuses. Soc. méd. des hôp. 18 juil. 1901.

Dufour. — Soc. méd. des hôp., 11 oct. 1901.

Dupré et A. Devau. — Cytodiagnostic du l. c.-r. dans les maladies mentales. Soc. méd. des hôp., 6 juin 1901.

D. Anglade et G. Chocreaux.— Soc. de neurologie, séance du 4 juillet 1901. Topographie et signification de la lymphocytose dans la méningite tuberculeuse et la p. g. p.

Dagonet. — Société de biologie, 1882.

— Traité des maladies mentales.

Dieulafoy. — Manuel de path. interne, 13° édition.

Ferrier. — Cytologie du l. c.-r. dans la leucémie. Soc. de biologie, 27 juil. 1901.

Fournier. — Syphilis et paralysie générale. Bulletin médical. 26 avril 1893, n° 33.

-- Affections parasyphilitiques, 1894.

Grimbert et Coulaud. — Soc. biol., 7 fév. 1903.

Guillain G. et Parant V. - · Sur la présence d'albumine coagulable par la chaleur du l. c.-r. des p. spinaux. Soc. de neurologie, 2 avril 1903.

Guerbet. — Sur la composition du liquide c.-r. Journal de pharmacie et de chimie, 6 oct. 1899, p. 50.

Guiard et Duflos. — Cytodiagnostic du l. c.-r. Archives de neurologie, n° 86, 1903.

GRIFFON.— Cytodiagnostic des méningites. Soc. de biologie, 11 janv. 1901.

GRASSET J. — Traité pratique des maladies du système nerveux.

GRASSET et RAUZIER. — Traité des maladies du système nerveux.

HASLAM. — Observations on madness and melancolie.

HIRSCH. — Valeur diagnostique de la ponction lombaire, New-York, med. journ., n° 1081-1899.

JOFFROY A. et MERCIER E. — De l'utilité de la ponction lombaire pour le diagnostic de la paralysie générale. XII° Congrès des médecins aliénistes et neurologistes. Grenoble, août 1902. Revue Neurologique, 31 août 1902, p. 825.

JOLYET. — Du rôle du liquide céphalo-rachidien dans la circulation cérébrale. Soc. de biologie et travaux de laboratoire de physiologie, 1893.

KLIPPEL. — Thèse Paris, 1898.

KLIPPEL D². — Histologie de la paralysie générale. Congrès des médecins aliénistes et neurologistes. Archives de neurologie, n° 93, 1903.

KRONIG. — Valeur clinique de la ponction lombaire. Semaine médicale, 1897.

LAIGNOL-LAVASTINE. — Contribution à l'étude du cytodiagnostic du liquide céphalo-rachidien dans les maladies nerveuses. Soc. méd. des hôp. de Paris, 27 juin 1901.

LALANDE H. — Essai sur les symptômes et le diagnostic de la paralysie générale. Thèse 1899.

— Essai sur la pathogénie de la paralysie générale. Annales de méd. psychologique, 1900. 8° série, t. II, p. 5.

LENHARTZ. — Sur la valeur diagnostique de la ponction lombaire. Sem. méd. 97.

MENDEL. — Vorh. des int. Congresses. Berlin, 1891, vol. IV. Abth. 9.

MARCHAND L. — Revue de psychiatrie, t. X, n° 5, p. 108, mai 1903. Dosage de l'albumine du liquide céphalo-rachidien au cours de la paralysie générale.

MATHIS. — Thèse Bordeaux, 1902.

MAILLARD. — Thèse Bordeaux, 1902.

MONOD R. — Éléments figurés du liquide céphalo-rachidien au cours du tabes et de la p. g. p. Soc. méd. des hôp., 24 jan. 1901.

Matiieu P. — Chromodiagnostic du liquide céphalo rach. Thèse
    Paris, 10 juil. 1902, n° 450.

Mairet et Vires. — De la paralysie générale.

Nageotte J. — Remarques sur les lésions méningées de la p. g. p.,
    du tabes et de la myélite syphilitique, à propos de la
    lymphocytose du liquide céphalo-rachidien de ces affections.
    Soc. méd. des hôpitaux, 31 janv. 1901.

Nageotte et Jamet. — Soc. méd. des hôp., 17 janv. 1902.

Raymond. — Contribution à la syphilis du système nerveux. Archives
    de neurologie, n°s 83 et 84, 1894.

Richet Cu. — Dictionnaire physiologique.

Ravaut et Aubourg. — Soc. de biologie, 15 juin 1901.

Régis A. — Manuel pratique de médecine mentale.

Ravaut P. — Étude cytologique du liquide céph.-rach. chez les
    syphilitiques, Annales de dermatologie et de syphiligraphie,
    t. IV, n° 1, p.1-14. Janv. 1903.

Schaeffer. — État du liquide c.-r. dans quelques affections mentales.
    Archives de psychiatrie, t. 35, f. 2, 1902, p. 575.

Sicard J.-A. — Le liquide céphalo-rach. Thèse Paris 1900.

Sicard et Monod. — Examen histologique du liquide céphalo-
    rachidien dans les méningomyélites. Soc. méd des hôp.
    18 janv. 1901.

Sicard, Guillain, Raveau. — Chimisme du liquide céphalo-rachidien.
    Archives de neurologie, n° 80, 1903.

Sicard. — Toxicité du l. c.-r. par injections intracérébrales. Thèse,
    p. 145.

—   Poussées de polynucléose après les ictus. Som. méd., 1902,
    p. 228.

Séglas et Nageotte. — Cytodiagnostic du liquide c.-r. dans les
    maladies mentales. Soc. méd. des hôp., 6 juin 1901.

Sabrares et Matuis. — Soc. de biologie, 1902.

Sénator et Henoch. — Valeur clinique de la ponction lombaire.
    Charité-Annalen, Berlin 1895.

Semaine médicale, 1901, pp. 27-37 et 228. — 1902, p. 260.

Testut L. — Traité d'anatomie, 4e éd.

Widal M.-F. — Cytodiagnostic du liquide c.-r. des syphilitiques.
    Soc. méd. des hôp., 14 fév. 1902.

Widal et Lemierre. — Soc. méd. des hôp., 4 juil. 1902.

WIDAL, SICARD et RAVAUT. — A propos du cytodiagnostic du tabes.
Revue de neurologie, n° 6, 31 mars 1903.

— Cytódiagnostic du liquide céphalo-rachidien, de quelques
processus méningés chroniques. Soc. méd. des hôpitaux.
Paris, 21 janv. 1901, p. 31.

WOLFF. — Thèse Paris, 1001.

WERNICKE. — Gesamm. Aufsätze z. Path. des Nervensystems. Berlin
1803.

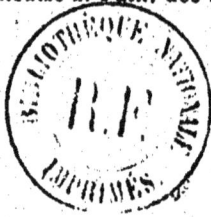

MONTPELLIER. — IMPRIMERIE G. FIRMIN, MONTANE ET SICARDI. — 1058-3

SERMENT

En présence des Maîtres de cette École, de mes chers condis-
ciples, et devant l'effigie d'Hippocrate, je promets et je jure, au
nom de l'Être suprême, d'être fidèle aux lois de l'honneur et de
la probité dans l'exercice de la Médecine. Je donnerai mes soins
gratuits à l'indigent, et n'exigerai jamais un salaire au-dessus
de mon travail. Admis dans l'intérieur des maisons, mes yeux
ne verront pas ce qui s'y passe ; ma langue taira les secrets qui
me seront confiés, et mon état ne servira pas à corrompre les
mœurs ni à favoriser le crime. Respectueux et reconnaissant
envers mes Maîtres, je rendrai à leurs enfants l'instruction que
j'ai reçue de leurs pères.

Que les hommes m'accordent leur estime si je suis fidèle à mes
promesses ! Que je sois couvert d'opprobre et méprisé de mes
confrères si j'y manque !

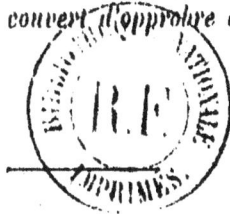

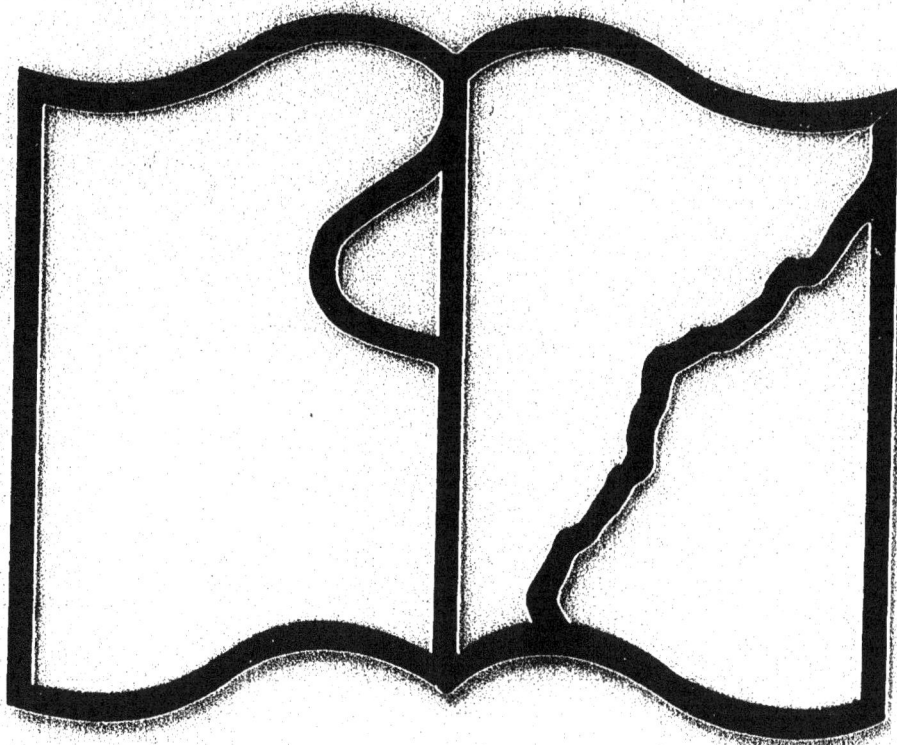

Texte détérioré — reliure défectueuse

NF Z 43-120-11

www.ingramcontent.com/pod-product-compliance
Lightning Source LLC
Chambersburg PA
CBHW071256200326
41521CB00009B/1793